Stéphane Allix
présente

# Le mystère des guérisseurs

Une enquête aux frontières des médecine

par Audrey Mouge

Éditions
de La Martinière

Collection « Expériences Extraordinaires »,
dirigée par Stéphane Allix

Dans la même collection .
– *Quand la mort arrive*, par Carine Anselme
– *Intuition et 6e sens*, par Jocelin Morisson
– *La conscience de la Nature*, par Alessandra Moro Buronzo



Retrouvez-nous sur :
www.editionsdelamartiniere.fr
www.facebook.com/editionsdelamartiniere

ISBN 978-2-7324-5025-4

# Sommaire

# Pourquoi ce livre ?

Autour de nous, quantité d'expériences se produisent que nous ne comprenons pas. Ces expériences que nous qualifions d'extraordinaires, voire de *surnaturelles*, nous placent dans une zone frontière de l'esprit humain, un espace où il est aisé de perdre ses repères. Pourtant elles imprègnent nos vies, notre quotidien foisonne de ces moments particuliers, souvent subtils, parfois intenses, qui échappent à toute explication conventionnelle. Aussi, ces expériences extraordinaires suscitent-elles deux formes de réactions opposées : rejet ou fascination. Mais pourquoi n'aurions-nous le choix qu'entre ces deux options ? Ce livre vous présente une autre voie, celle de l'enquête journalistique sérieuse et objective.

Vous étiez souvent perdu devant l'absence de références sérieuses sur les phénomènes inexpliqués ? Ce livre répond à ce manque. Je vous propose de découvrir dans les pages qui suivent le fruit d'un véritable travail d'enquête réalisé par un grand reporter ayant abordé son sujet avec rigueur, méthode, et sans idée préconçue.

Avec cet ouvrage accessible qui privilégie le sérieux plutôt que le sensationnel, entrez dans un grand reportage fascinant, où se mêlent des témoignages, des entretiens avec les spécialistes – médecins, chercheurs, etc. – et toutes les références reconnues par la communauté scientifique sur ce *sujet frontière.* Ce livre le démontre : il est possible de s'intéresser à ces expériences que nous n'arrivons pas à expliquer tout en conservant les deux pieds sur terre. Il nous révèle en outre qu'en ces temps de mutations profondes c'est la science elle-même qui nous engage à modifier notre rapport à la réalité. En effet, cette enquête nous invite à une remise en question de nos certitudes, et nous offre de porter un regard différent sur la réalité. Et si l'extraordinaire nous permettait de voir le monde autrement ?

Stéphane Allix
www.inrees.com

# Introduction

Ils imposent les mains, soufflent « le froid », manipulent les corps, soignent par les plantes ou murmurent des formules secrètes. Ils soulagent souvent, et guérissent parfois « miraculeusement » des malades que la médecine officielle, malgré tout son arsenal thérapeutique, doit parfois abandonner à leur sort. Qui sont donc ces praticiens qui n'ont pour tout diplôme que les milliers de lettres de reconnaissance de leurs patients ?

Guérisseurs, rebouteux, magnétiseurs, barreurs de feu, faiseurs de secrets… Ces termes nous sont tous familiers. À la ville, comme à la campagne, tout le monde pourrait avoir, à leur sujet, une anecdote à raconter. Pourtant, ces thérapeutes, qui suscitent à la fois méfiance et curiosité, restent la source de bien des interrogations. Que se cache-t-il derrière ces appellations presque archaïques ? Leurs pratiques empiriques sont-elles sérieuses ? Qu'en pensent les médecins ? Qu'en dit la science ?

Les guérisseurs guérissent-ils vraiment ?

# Des guérisons, en apparence, miraculeuses

## Lève-toi et marche

Noëlle devait se préparer à ne plus jamais remarcher. Ou alors, « *avec de lourdes séquelles* », disaient les médecins. Suite à une infiltration, la jeune femme contracte, en juin 2009, un staphylocoque doré entraînant une méningite avec de graves complications : infection du système nerveux et paralysie des membres inférieurs. Hospitalisée en urgence pour suivre un traitement de choc, elle est ensuite placée dans un centre de convalescence. Commence alors une longue période de rééducation. « *Je ne tenais plus sur mes jambes. Je ne pouvais me déplacer qu'en fauteuil roulant. Une condition très difficile à accepter. Ne voyant aucune évolution après plusieurs mois de rééducation, mes parents me proposent alors de rencontrer un guérisseur dont ils avaient entendu parler. J'étais sceptique mais je n'avais plus rien à perdre. C'était mon dernier espoir !* »

Jean-Luc Bartoli est magnétiseur dans les Côtes-d'Armor depuis plus de vingt ans. Naturopathe aussi. Ses « exploits », colportés de bouche à oreille dans toute la France et au-delà de nos frontières, ont forgé sa réputation de guérisseur hors pair. Du matin au soir, des hommes, des femmes, des enfants, de tous horizons, de toutes origines sociales et de toutes religions, se pressent dans sa salle d'attente. Tous, avec la même lueur d'espoir, et dans le même but : trouver de l'aide pour recouvrer la santé. Ses patients, « *du SDF au ministre* », Jean-Luc Bartoli les tutoie. « *Une façon d'établir un lien d'intimité qui place le magnétiseur et celui qui vient demander de l'aide dans une relation amicale* », explique-t-il.

Bâti comme une armoire à glace, charismatique, rayonnant, généreux, rassurant, « *à la fois instinctif et bien ancré dans la réalité grâce au judo* », qu'il pratique depuis l'âge de 6 ans, Jean-Luc Bartoli ressent et perçoit le monde qui l'entoure et ses congénères. « *Je fonctionne comme un animal* », aime-t-il dire pour se définir. Son cabinet, spacieux, lumineux, aussi sobre que celui d'un kinésithérapeute, n'a pourtant rien de l'antre d'un sorcier. À peine le patient a-t-il passé la porte que le magnétiseur de Saint-Brieuc dit avoir déjà perçu intérieurement de nombreuses informations sur son état global : son équilibre dynamique, ses points de faiblesse et son potentiel de guérison. Après s'être renseigné sur les éventuels diagnostics et traitements médicaux, Jean-Luc Bartoli, concentré, va faire lentement le tour de la personne pour vérifier certaines données qu'il reçoit « *par vibrations* ». Une sorte d'auscultation sensorielle lui permettant de ressentir, avec ses mains, et jusque dans ses « tripes » parfois, les zones affectées sur lesquelles il va travailler. « *Quand je me pose une question sur un patient, un grand frisson m'envahit de la tête aux pieds, si la réponse qui me vient intérieurement correspond à la réalité. Puis, mes mains vont d'elles-mêmes vers les points sur lesquels je dois agir. Je suis incapable de dire d'où me viennent ces informations. S'il s'agit de mon intuition profonde ou d'un message extérieur à moi-même. Parfois, j'ai la sensation d'avoir un double en moi qui pense à ma place et me dirige. Dans ma pratique, je ne fais appel ni à Dieu, ni à la Vierge comme le font beaucoup de magnétiseurs chrétiens. Je crois aussi en quelque chose mais je n'aime pas y donner un nom précis, une étiquette. Je me connecte tout naturellement au cosmos, les deux pieds bien enracinés dans le sol, en étant ici et maintenant, concentré, dans un état de total lâcher-prise.* » Dès qu'il impose ses mains, le magnétiseur ressent immédiatement chez le patient des changements de rythmes, cardiaque et respiratoire, puis discerne, progressivement, une meilleure circulation du « *courant énergétique* ».

Noëlle se souvient : « *En début d'entretien, Jean-Luc m'observe attentivement, tend ses bras comme pour palper quelque chose d'invisible, et me lance : "Tu marcheras plus vite que tu ne le crois". Je me dis : "Balivernes !"* » Sans y croire, la jeune femme se hisse sur la table de soins, le guérisseur commence alors son travail : avec ses mains, il effectue quelques balayages aériens comme pour la débarrasser, de la tête aux pieds, d'impuretés imperceptibles. Puis, il impose, quelques instants, ses paumes à dix centimètres de ses jambes paralysées et de son bassin, pour, dit-il, « *transmettre à cette partie dévitalisée un fluide énergétique* », avant de suivre minutieusement, toujours de ses mains, les contours de son corps comme s'il remodelait une enveloppe invisible. « *Dans le jargon des guérisseurs, on appelle cela des passes magnétiques,* explique Jean-Luc Bartoli. *Quand on magnétise quelqu'un, c'est comme si on accordait les différents instruments d'un orchestre, c'est-à-dire les divers éléments qui composent le corps et le cerveau de l'être humain. Mon travail est de les faire résonner harmonieusement. Pour que la musique soit belle, le ton juste, sans fausse note, et que la personne vive mieux.* »

« *La séance a duré une vingtaine de minutes,* poursuit Noëlle. *Avant de descendre de la table de soins, je fais signe à ma mère d'approcher la chaise roulante, et là, Jean-Luc me dit : "Non, non pas de fauteuil... Bon allez, puisque c'est toi, je te donne mon petit doigt pour t'aider à te lever." Je le regarde, stupéfaite. En posant les pieds par terre, je constate que je tiens l'équilibre. Je fais alors un pas, un autre, encore un autre. Incroyable, je marchais ! Je n'y croyais pas, c'était trop beau pour être vrai ! Quand je suis retournée au centre de convalescence le lendemain matin, et que j'ai traversé le gymnase, tout le monde était ébahi. Je n'avais même plus besoin de corset. Les médecins n'en revenaient pas. En conclusion de mon dossier médical, le directeur du centre a d'ailleurs écrit :* "Évolution très favorable, quasiment miraculeuse". *Je ne sais pas ce qu'il s'est passé ce jour-là avec Jean-Luc, mais j'ai retrouvé mes jambes en une seule séance, et gagné, grâce à lui, des mois de rééducation !* »

« *L'action du magnétiseur n'est certes pas encore expliquée par la science, mais je ne fais pas de miracle. On n'est pas à Lourdes, ici, on est à Saint-Brieuc !* rétorque Jean-Luc Bartoli. *Je n'ai pas de pouvoir surnaturel, simplement une possibilité qui m'est offerte d'être en position de transférer, de la manière la plus humble possible, de l'énergie aux personnes qui rencontrent des pathologies diverses, pour non pas les guérir, mais les aider à se guérir et déclencher chez eux un processus d'autoguérison.* »

## Une insuffisance surrénalienne traitée à distance

Latifa vit avec un problème surrénalien chronique depuis dix ans. L'absence ou l'insuffisance de sécrétion de ces deux glandes hormonales vitales, situées au-dessus des reins, peut engendrer des symptômes graves, comme une élévation de la température, des vomissements, une hypotension artérielle, et, au pire des cas, un coma susceptible de menacer son pronostic vital. Il y a cinq ans, cette femme a dû subir l'ablation d'une glande surrénale, compensée par un traitement hormonal lourd. La deuxième présentant parfois, elle aussi, des signes de faiblesse, certains problèmes périphériques comme la fatigue, un choc psychologique, un stress peuvent favoriser l'apparition d'une crise, d'un blocage surrénalien.

Un soir d'été 2011, Latifa a bien cru qu'elle allait « *y passer* ». « *Tout mon corps était en détresse, perclus de douleurs. J'avais de la fièvre, et les antalgiques ne faisaient plus aucun effet. Je me sentais de plus en plus faible. Comme je n'étais pas en état de me déplacer, j'ai appelé mon magnétiseur au secours.* » Bernard Devingt est guérisseur depuis vingt ans. Pas à plein-temps. Il est aussi régisseur d'une cour pavée pittoresque au cœur d'un quartier populaire de Paris. Un passage privé verdoyant constitué d'ateliers d'artistes, de galeries d'art et de bureaux d'architectes. Un havre de paix qui contraste avec le tumulte de la capitale. « *Comme je ne vis pas exclusivement des séances, je peux me permettre d'aider gratuitement certaines personnes en souffrance qui n'ont pas toujours les moyens de payer.* » Ses patients, « *beaucoup d'artistes, de journalistes et de gens de médias* », il les reçoit chez lui sur un matelas au sol, dans une petite pièce tamisée. Zen, comme lui. Bernard Devingt incarne la force tranquille. Solide comme un chêne, les pieds sur terre, bien enracinés. Pour ne jamais se perdre. Ni se fourvoyer. Un point commun avec Jean-Luc Bartoli. « *Quand on est magnétiseur, il est essentiel d'être ancré, stable. D'avoir réalisé un travail sur soi, de savoir se remettre en question. Et de se défaire complètement de l'ego. Pour contribuer au bien-être des autres sans y rechercher d'intérêt personnel, sans quête de pouvoir ni d'emprise sur autrui. Ceux qui se laissent voir comme des gourous tout-puissants, qui se prennent pour des médecins ou n'y voient qu'un business se trompent de voie.* »

Comme la plupart des guérisseurs, Bernard Devingt agit aussi à distance pour les cas urgents. Un prénom, une photo, une date de naissance et quelques détails sur le problème de santé à « traiter » lui suffisent pour se « *connecter* », dit-il, à la personne qui lui demande de l'aide. Un rituel sur lequel il reste évasif. « *Tout est basé sur la force de la pensée, et l'intention qu'on envoie. Il faut que le magnétiseur ait un désir profond de soulager la personne pour mobiliser en elle les ressources d'autoguérison qui sommeillent en chacun de nous.* »

Latifa connaît Bernard Devingt depuis longtemps. « *Un homme précieux, qu'il est bon d'avoir dans son répertoire* », dit-elle. Quand cette crise est survenue, c'est lui qu'elle a tout de suite pensé à appeler. « *Il m'avait déjà traité à distance une boule qui m'était apparue sous le pied. Quand il est intervenu, elle a disparu de manière quasi instantanée. C'est aussi ce qu'il s'est passé avec ce problème d'insuffisance surrénale. Dans les deux heures qui ont suivi mon coup de fil, les douleurs se sont dissipées, et je me suis sentie revivre. Le bilan sanguin que j'avais effectué peu de temps avant d'avoir ce problème montrait que ma surrénale était en berne. Après l'intervention de Bernard à distance, un deuxième bilan sanguin est venu confirmer que la glande avait été réactivée. Mon médecin, stupéfait m'a même dit : "C'est incroyable, votre surrénale est repartie. Elle produit pour quatre !" Cela peut paraître incroyable mais depuis, je n'ai plus jamais eu de pépin, et du coup, je n'ai plus besoin de cortisone.* »

## Plus jamais malade… et oublié le corset

Depuis l'âge de trois ans, le fils de Lydie tombait malade tous les mois. « *Au premier coup de froid, Frédéric montait à 40 °C de fièvre,* se souvient-elle. *Angine, sinusite, rhinopharyngite, bronchite… Nous passions notre temps chez le médecin, et les prescriptions d'antibiotiques étaient presque systématiques, jusqu'à l'âge de 12 ans, où notre généraliste lui décèle un début de scoliose. Après avoir effectué une radiographie de son dos, nous prenons rendez-vous chez un spécialiste qui confirme une rotation des vertèbres.* "*Actuellement, rien de grave,* me dit-il, *mais revenez dans six mois et selon l'évolution, nous verrons s'il faut envisager un corset*".

Contrariée de devoir attendre aussi longtemps pour agir, Lydie décide, sur un coup de tête, de prendre rendez-vous avec Jean-Jacques Boucharlat, installé depuis vingt-huit ans à Clermont-Ferrand, réputé, lui aussi, pour faire des miracles. "*Attention*, lance-t-il, l'œil qui frise, *je ne suis pas le bon Dieu, mais je mets tout mon cœur à aider les gens !*" Comme tous les magnétiseurs, ce praticien travaille sur ses patients par l'imposition des mains, mais il a également mis au point une technique de "fourchettes" en cuivre qui permettrait, d'après lui, de « *concentrer le fluide énergétique qu'il envoie sur une zone précise du corps du patient* ».

Jean-Jacques Boucharlat est également rebouteux. Une activité bien connue dans nos campagnes pour manipuler les os, dénouer les muscles, soigner les foulures et remettre en place les nerfs froissés. Accrochés au mur, à l'entrée de son cabinet – comme d'innombrables trophées –, des minerves, des cannes, des semelles compensées, des corsets, des béquilles et autres prothèses usagées dont les patients se sont débarrassés après une ou plusieurs séances de magnétisme et de reboutement, accompagnés d'une flopée de lettres de remerciements, certaines décolorées par le temps, témoignant des talents de Jean-Jacques Boucharlat. « *On m'aide depuis là-haut,* confie-t-il. *C'est mon père qui me guide.* » Son savoir-faire, mais aussi sa gouaille, sa jovialité et sa fantaisie, symbolisées par une paire de moustaches originale en accroche-cœur, ont fait sa popularité. « *Le rire et l'humour font partie de la consultation,* précise-t-il. *Les barrières tombent, la personne est alors plus détendue et la séance de magnétisme n'en sera que plus efficace.* » Ce « *don* », comme il l'appelle, Jean-Jacques Boucharlat le tient de son père, Joseph, qui lui-même le tenait de sa mère, Marie-Louise. « *Nous n'y sommes pour rien, c'est la Nature. Tout le monde d'ailleurs a un don, mais tout le monde ne le sait pas. Celui-ci est toutefois un peu particulier car il n'y a qu'une seule condition pour l'exercer pleinement : il faut aimer les gens !* »

Son fils, Gabriel, 21 ans, en a lui aussi hérité. Dès l'école primaire, le jeune Boucharlat raconte qu'il soulageait déjà les problèmes de dents de ses camarades de classe et stoppait le sang quand l'un d'eux s'écorchait dans la cour de récré. Au collège, ce sont ses professeurs qui bénéficiaient gracieusement des facultés de l'adolescent, pour une migraine, une rage de dents. En attendant de prendre, un jour, la relève, il fait ses classes au cabinet de papa, en accueillant dans une pièce voisine les clients que le maître de céans, faute de temps, ne peut caser dans son agenda. Car Jean-Jacques Boucharlat, comme la plupart des magnétiseurs, est un praticien très sollicité. Jamais de pub pourtant, juste le bouche à oreille.

C'est ainsi que Lydie a, elle aussi, entendu parler de ses « *prodiges* ». Elle raconte son expérience : « *Dès notre première visite, Jean-Jacques repère immédiatement chez mon fils la fameuse vertèbre en rotation, et remarque qu'il a une jambe légèrement plus courte que l'autre. Ce que j'ignorais.* » Le praticien effectue alors deux-trois recettes familiales de reboutement dont il a le secret, et rééquilibre en quelques minutes le corps de l'enfant. Puis, il pose ses mains directement sur sa gorge, ses sinus et son foie, qu'il sent « *bloqué par des mois d'antibiotiques* ». Lors d'une deuxième séance, Jean-Jacques Boucharlat vérifie la pérennité de son travail, effectué un mois plus tôt sur la colonne vertébrale et les jambes du jeune garçon puis, de nouveau, lui transmet avec les mains ce « *fluide énergique qui,* assure-t-il, *aide à renforcer les défenses immunitaires* ». Pour Lydie, aucun doute, l'intervention de Jean-Jacques Boucharlat a changé sa vie et celle de son fils : « *Lui qui était si fragile, il est devenu un garçon robuste. L'hiver qui a suivi, il n'a attrapé qu'un léger rhume, sans fièvre, qui s'est calmé sans avoir eu recours aux antibiotiques. Depuis, deux fois par an, au printemps et à l'automne, je l'amène pour une visite préventive. Grâce au magnétisme, ses problèmes de santé sont terminés. Et il n'a jamais eu à porter de corset !* »

## Un secret pour calmer les brûlures

Un dimanche de mai 2010, après avoir jardiné, Thierry décide de se débarrasser d'un énorme tas de mauvaises herbes et de branches mortes encombrantes, en y mettant le feu avec de l'essence. Une méthode radicale et dangereuse qui a bien failli lui coûter la vie. Ce matin-là, Sylviane, sa femme, n'est pas près de l'oublier. Elle raconte l'accident, toujours avec la même émotion : « *À peine a-t-il approché son briquet qu'une déflagration impressionnante a retenti au fond du jardin. Un gros boum, suivi de cris de douleur qui résonnent encore dans ma tête. Je comprends immédiatement ce qu'il vient de se passer. Je cours, haletante, et me saisis du tuyau d'arrosage pour voler au secours de mon mari. Tout le bas de son corps est en feu. Je l'asperge d'eau. Il continue de hurler. Ses jambes n'ont plus un poil, et ses pieds sont rouge foncé, presque violacés. Il peine à marcher. Je lui prodigue les premiers soins. Un bain d'eau fraîche, une crème apaisante. Mais il souffre encore énormément. Je suis très inquiète car mon mari, un ancien militaire, est habituellement très coriace à la douleur. Je n'ai qu'une envie, c'est l'emmener aux urgences, mais Thierry voue une aversion terrible aux hôpitaux. Têtu, il refuse catégoriquement. Il s'allonge sur le lit, il serre les dents, gémit, tremble, tressaille. Je le regarde, totalement impuissante. C'est l'horreur. J'en ai encore la chair de poule !* » Tout à coup, Sylviane a une idée. Dans un documentaire sur les guérisseurs, diffusé trois jours plus tôt à la télévision, elle se souvient avoir vu un barreur de feu dont les résultats ont été constatés par de nombreux témoins. Elle pianote sur Internet, et finit par retrouver son nom : René Blanc. En Haute-Savoie, là où il vit, il en existe douze portant le même nom. Sylviane, désemparée, est prête à les appeler, tous. Son obstination ne restera pas vaine. Au troisième coup de fil, elle tombe sur lui.

René Blanc est barreur de feu depuis plus de trente ans. À l'en croire, ce pompier retraité possède un secret, « le secret », comme on a coutume de le dire pour désigner le don du barreur de feu : une prière murmurée, quelques mots accompagnés de gestes discrets qui atténuent, à distance, le feu des brûlures et accélèrent la cicatrisation. Cette formule mystérieuse, il la tient de sa mère qui, elle-même, la tenait d'une grand-tante. « *Elle m'a un jour remis une enveloppe avec des prières écrites de sa main. Je les ai recopiées à mon tour, car je pense que l'écriture a un impact. Cela permet de comprendre davantage les mots et le sens qu'ils ont.* » Pour rien au monde René Blanc ne voudrait révéler son secret. « *Je ne veux pas le donner parce que j'y tiens. Et je pense que si je le divulgue, il aura peut-être moins d'effet. Je ne veux pas risquer de l'essayer pour le moment. Je le donnerai à mes enfants après moi, je leur laisserai ce qu'il faut. Je pense qu'ils sauront s'en servir comme je le fais depuis toutes ces années.* » Pour intervenir, René Blanc n'a besoin que du prénom de la personne, des circonstances de l'accident et de la localisation des zones endommagées. Inutile pour lui de se déplacer au chevet de ceux qui lui demandent de l'aide, tout se fait par téléphone. Il intervient gratuitement pour, dit-il, « *rendre service* », sans connaître le visage de ses patients, simplement « *avec la foi* », précise l'homme très croyant. « *Je ne vois pas l'utilité d'en tirer profit. J'ai peur au contraire que cela limite mes pouvoirs.* »

« *Il m'a dit : "Je vais essayer de faire quelque chose, ne quittez pas"*, se souvient Sylviane. *J'entends alors Monsieur Blanc susurrer quelques mots inaudibles. Puis au bout de quelques minutes, il déclare : "Ne vous en faites pas ; bientôt, votre mari ira mieux". Effectivement, très rapidement Thierry ne ressent plus aucune douleur. Il a même réussi à dormir. Nous sommes impressionnés. Quatre jours plus tard, toutefois, d'énormes cloques se sont formées sous le bandage, la peau s'est arrachée, ses pieds et ses chevilles étaient à vif. J'ai donc rappelé René Blanc. Là encore, sans aucun médicament, la douleur a disparu presque instantanément. Et en une semaine, ses brûlures ont cicatrisé. Aujourd'hui, deux ans plus tard, mon mari n'a conservé aucune trace de cet accident. Sa peau est comme neuve ! Lui qui ne croyait pas en ces choses-là n'en revient toujours pas ! Nous n'avons jamais eu la chance de rencontrer René Blanc mais jamais nous ne pourrons oublier ce qu'il a fait. Cet homme a sauvé mon mari !* »

Comment ces guérisons, en apparence miraculeuses, se produisent-elles ? Et à quel niveau se situe l'action des guérisseurs ?

Quel est donc ce « fluide énergétique » qui réveillerait, de manière extraordinaire, certains mécanismes d'autoguérison permettant, même à distance, de calmer la douleur, de renforcer les défenses immunitaires, d'agir sur le système nerveux ou encore d'accélérer la cicatrisation ?

# Les guérisseurs à travers les âges

## Une pratique ancestrale

L'action du guérisseur est loin d'être une pratique New Age.

Dans l'histoire de l'humanité, toutes les civilisations ont fait appel à l'action curative des guérisseurs. Dans l'Égypte ancienne, on agissait déjà sur le physique des malades par imposition des mains. Au cours de fouilles archéologiques effectuées au XIX^e^ siècle, des égyptologues ont découvert des bas-reliefs sur lesquels étaient représentés des personnages effectuant ces gestes curatifs, mais aussi des papyrus y faisant référence. Le plus ancien d'entre eux, retrouvé à Thèbes en 1872, date du XVI^e^ siècle avant Jésus-Christ. Une phrase de ce papyrus, vieux de 3 500 ans, traduit par l'Allemand Georg Ebers, constitue la preuve la plus ancienne de l'existence des magnétiseurs qui, à cette époque, étaient aussi médecins : « *Pose ta main sur la douleur et dis que la douleur s'en aille.* »

Dix siècles plus tard, le magnétisme se pratique également en Grèce. Hippocrate, père de la médecine moderne, utilisait lui-même le magnétisme, qu'il appelait « *la force curative de la nature* ».

Les prières des barreurs de feu, souvent récitées en latin, trouvent, quant à elles, leurs origines au Moyen Âge. Des écrits ont révélé que les forgerons de cette époque avaient déjà recours à des formules secrètes pour s'autoguérir lorsqu'ils se brûlaient en manipulant le fer incandescent.

Aux environs de l'an 1000, en France, mais aussi en Angleterre, et pendant près de huit siècles, le magnétisme devient, en revanche, une affaire royale. Par imposition des mains, les rois « thaumaturges » – à qui l'on attribuait des pouvoirs surnaturels – étaient censés guérir leurs sujets à la sortie des cérémonies religieuses. Des écrits racontent qu'au XIIIe siècle, chaque fois que Saint Louis touchait une personne, il prononçait ces mots : « *Le roi te touche, que Dieu te guérisse.* »

## Des guérisseurs qui ont fait l'histoire

C'est à partir du XVIe siècle, avec Paracelse, qu'on entend pour la première fois parler de « magnétisme » pour désigner la faculté à produire des effets curatifs ou de soulagement par l'imposition des mains. Médecin, philosophe et alchimiste suisse, il prétendait qu'il existait une force vitale intérieure en chaque être humain qui devait, pour en conserver l'équilibre, être en connexion avec les différents éléments de l'univers. « *L'homme a en lui une force magnétique sans laquelle il ne peut exister* », écrivait-il. Il affirmait aussi qu'il pouvait guérir les êtres vivants à distance.

Plus de deux siècles plus tard, un autre médecin, Franz Anton Mesmer, d'origine autrichienne, va également jouer un rôle important dans l'histoire du magnétisme : c'est lui qui, pour la première fois, évoque l'existence d'un «*fluide magnétique universel*» que le magnétiseur serait capable de puiser dans l'univers et de retransmettre aux malades à des fins thérapeutiques. Pour lui, la santé dépend de la bonne circulation de ce fluide dans le corps humain, et la maladie s'installe lorsque sa circulation est perturbée, la guérison dépendant alors d'une harmonisation de cet équilibre perdu. Véritable phénomène de société, ce qu'il appelle le « *magnétisme animal* » ou « *mesmérisme* », constitue un ensemble de théories et de pratiques qui feront l'objet de polémiques, notamment en France, avec la Faculté de médecine. Pourtant, de nombreux guérisseurs contemporains s'y réfèrent encore aujourd'hui.

S'ensuivent d'autres grands guérisseurs qui ont marqué les mémoires : Jean-Marie Baptiste Vianney, dit le curé d'Ars, canonisé par Pie XI, se forge, durant toute la première moitié du XIX^e^ siècle, une réputation de «faiseur de miracles». À sa mort, en 1859, des milliers de gens continuent même de témoigner de guérisons surnaturelles qu'il réaliserait depuis l'au-delà. À la fin du XIX^e^ siècle, Philippe Nizier, plus connu sous le nom de Maître Philippe de Lyon, accueille dans son cabinet du 35 rue Tête-d'Or, à Lyon, des personnes du monde entier, du simple quidam aux grands de son époque, comme le tsar Nicolas II et le roi d'Italie, sans jamais se faire payer. Malgré ses nombreux succès, il est toutefois attaqué pour exercice illégal de la médecine. À la même période, Pierre Brioude, dit Pierrounet est, lui aussi, si populaire que son petit village de Nasbinals se voit envahi de visiteurs. N'ayant pas la capacité de tous les loger, certains malades n'hésitent pas à dormir dans la rue pour attendre de passer entre ses mains. S'il devra, comme Philippe de Lyon, comparaître devant les tribunaux pour exercice illégal de la médecine, cette figure emblématique des monts d'Aubrac est le seul guérisseur à avoir aujourd'hui une statue à son effigie dans un village de France.

## Les grandes figures du XXe siècle

Au XXe siècle, d'autres guérisseurs deviennent célèbres en soulageant de leurs mains des dizaines de milliers d'anonymes, mais aussi des personnalités qui ont marqué l'Histoire : Suédois d'origine estonienne, Felix Kersten s'est occupé des membres de la famille royale de Hollande, mais aussi du criminel de guerre Heinrich Himmler, chef de la SS, pour des problèmes de dos. Ces services auprès du *Reichsführer* lui permettront d'obtenir l'annulation de la déportation de milliers de juifs hollandais en Pologne et la libération de nombreux prisonniers des camps de concentration. Des actes héroïques pour lesquels la France lui décernera la Légion d'honneur.

Dès l'après-guerre et jusqu'à la fin des années 1970, Serge-Léon Alalouf devient l'un des guérisseurs les plus célèbres de France. En quarante ans d'exercice, il aurait traité plus de quatre millions de personnes, soit près de trois cents malades par jour, qu'il recevait par groupes de trente. Quand des malades débarquaient par cars entiers, comme s'ils venaient en pèlerinage, Serge-Léon Alalouf montait directement dans les véhicules pour les magnétiser. Profondément religieux, il a consacré toute sa vie aux autres – des gens de la rue, mais aussi des artistes, des hommes politiques, des rois, des princes, des grands pontes de la médecine, des dignitaires ecclésiastiques – qu'il réussissait à soulager en quelques minutes. En témoignent les trois cent mille lettres de reconnaissance conservées par ses fils qui ont, eux aussi, hérité du don[1]. Au début de sa carrière, il aurait même reçu le Mahatma Gandhi pendant huit jours chez lui : « *Vous avez un étonnant pouvoir de revitaliser les corps déficients, un pouvoir nettement supérieur au mien* », lui aurait déclaré le célèbre homme politique indien[2]. Accusé à plusieurs reprises d'exercice illégal de la médecine, il demeure le seul guérisseur en France qui, à la suite de plusieurs jugements devant les tribunaux, sera qualifié de « bienfaiteur de l'humanité ».

À cette même époque, un autre guérisseur de renom, Jean-Louis Noyès, voit également passer sous ses mains une flopée d'illustres représentants du monde politique, artistique, littéraire, sportif et scientifique. Parmi sa clientèle, des stars de cinéma – Charlie Chaplin, Jean Gabin, Fernandel, Lino Ventura –, des grands noms du music-hall comme Maurice Chevalier, Frank Sinatra ou encore Édith Piaf, et de nombreux sportifs, comme le cycliste Jacques Anquetil, qui n'entamait jamais un Tour de France sans avoir vu son magnétiseur, ou le boxeur Marcel Cerdan. Deux autres figures prestigieuses ont également confié, en toute discrétion, leurs maux à celui qu'on surnommait « l'homme aux doigts d'or » : le célèbre écrivain et homme politique André Malraux,

1. Guy Tassigny, *Alalouf en son mystère*, Paris, Dervy, 1959.
2. Serge-Léon Alalouf, *Les mains qui guérissent*, Paris, Robert Laffont, 1975.

mais aussi le général Charles de Gaulle en personne. Chaque semaine, à heure fixe, de 1964 à 1968, une voiture présidentielle avec escorte de motards vient chercher Jean-Louis Noyès à son cabinet pour l'amener à l'Élysée, et soigner le président de la République qui souffre de séquelles opératoires de la prostate. « *Tout traitement, fût-il magnétique, a une fin. Au bout d'un trimestre d'impositions des mains, je lui annonce que le traitement touche à son terme car son mal ne nécessite plus de soins,* raconte-t-il. *Bien que guéri, de Gaulle n'entend pas pour autant se passer de mes services. "Ah non, Monsieur Noyès, a-t-il protesté, pas question de me laisser tomber comme ça ! Vous allez poursuivre vos séances parce que, grâce à vous, je me sens plus dynamique". À sa demande, j'ai donc continué à le magnétiser durant quelques années supplémentaires. Et ce, semble-t-il, pour sa plus grande satisfaction.* »

Le guérisseur a pourtant dû affronter des démêlés avec le Conseil national de l'Ordre des médecins, des procès à répétition, ainsi que de multiples condamnations pour exercice illégal de la médecine. « *Les procès,* écrit-il, *malgré leur caractère routinier, administratif même, m'ont parfois réservé quelques surprises. Surtout lorsque le tribunal devient une salle d'attente virtuelle… où officient d'insoupçonnables patients ! Ainsi ce président du tribunal qui, au terme de mon premier procès, m'a discrètement demandé de venir le voir après le verdict. "J'ai de petits ennuis cardiaques, m'a-t-il avoué en aparté, vous accepteriez de me soigner ?" Je n'ai pas pu refuser. Et j'ai posé mes mains sur l'homme qui venait, quelques minutes plus tôt, d'énoncer ma sentence*[1]. »

1. Jean-Louis Noyès, *Souvenirs d'un magnétiseur*, Paris, Le Cherche Midi, 2002.

Ces anecdotes illustrent parfaitement cette dichotomie entre la loi qui, officiellement, condamne les pratiques des guérisseurs, les croyances personnelles de chacun et les bienfaits que ces praticiens procurent dans l'ombre.

## Plébiscités par la population, dénigrés par la science, punis par la loi

À partir de la fin du XIXe siècle, les progrès de la science révolutionnent la médecine. Une médecine dite moderne, efficace, qui supplante toutes les formes de thérapeutiques « archaïques », et à laquelle la population occidentale fait désormais entièrement confiance. « *Il est peut-être bien mal aisé de nous souvenir de cela mais avant cette période, la médecine était bien mal considérée,* rappelle Jean-Dominique Michel, spécialiste en anthropologie médicale. *Elle ne dispose alors que de peu de remèdes efficaces, les médecins sont perçus comme une catégorie professionnelle peu digne de confiance, le modèle hospitalier est à peine en train d'émerger, et dans les pratiques observables, la médecine constitue un dernier recours auquel on ne s'adresse qu'en désespoir de cause, quand plus aucune autre solution efficace n'est disponible. Depuis, la médecine a acquis tout un prestige, au point de s'arroger, dans de nombreux pays, le monopole du droit de soigner.* »

Même si dans les campagnes les populations rurales et défavorisées continuent largement de les fréquenter pour traiter leurs maux et ceux de leurs animaux, guérisseurs, magnétiseurs et autres rebouteux subissent alors une perte de crédibilité inversement proportionnelle aux succès de la médecine.

Aujourd'hui encore, au motif qu'il n'existe aucune démonstration scientifique de leur efficacité, les guérisseurs restent officiellement ignorés des instances officielles françaises, et passibles de deux ans de prison ferme et 30 000 euros d'amende pour exercice illégal de la médecine[1].

Pourtant, dans l'ombre, les guérisseurs conservent une certaine popularité. Déjà, en 1988, 47 % des Français se déclaraient convaincus que les maux peuvent être soulagés par l'imposition des mains. En 1993, un autre sondage, effectué dans les mêmes conditions, paru dans le journal *Le Monde,* récoltait 55 % de oui à la même question. Sans doute, un nouveau sondage montrerait-il une nouvelle augmentation du nombre de convertis aux bienfaits du magnétisme.

Paradoxalement, même si une majorité de la population croit en ces pratiques, et continue d'y avoir recours, consulter un guérisseur reste perçu comme une déviance, une croyance en opposition avec la représentation objective de la réalité. De fait, les gens n'osent pas en parler, ils ont du mal à assumer leur choix, de peur de s'exposer à la critique, de passer pour naïf ou illuminé.

Une chose est sûre, ces chiffres prouvent que la population plébiscite des thérapies plus naturelles, plus « douces ». L'anthropologue médical Jean-Dominique Michel confirme cette tendance : « *La médecine moderne est parvenue à s'imposer comme le grand modèle thérapeutique dominant, aidé en cela, il est vrai, par des succès colossaux comme la maîtrise de la douleur, l'anesthésie, la chirurgie, la découverte des antibiotiques et de molécules chimiques agissant*

1. Article L.4161-5 du Code de la santé publique.

*sur la biologie humaine. Elle a également développé une formidable connaissance des maladies à partir de la classification des symptômes de détresse du corps et du psychisme, et de leur regroupement en pathologie. Mais cette médecine a par ailleurs démontré certaines limites en lien avec ses caractéristiques matérialistes, ne traitant que de ce qui est observable et objectivable. Après avoir été sous-estimés ou cachés, les effets secondaires de ses traitements font l'objet d'une réserve de plus en plus grande. Et le caractère mécanique de ses interventions laisse souvent les patients désemparés, conduisant à une forme de déshumanisation à laquelle la population reste sensible. De ce fait, on observe aujourd'hui une grande diversité des trajectoires de soins. Si pour une partie de la population s'adresser à la médecine reste la première démarche face à un problème de santé, bien des gens aujourd'hui cherchent d'abord à résoudre leur problème par d'autres moyens. Les pratiques de santé alternatives reposent sur d'autres représentations que celle du corps, en tant que manifestations physico-chimiques. Elles s'enracinent dans des visions immatérielles de l'être humain, considérant que le corps et ses manifestations de santé et de maladies ne sont que le reflet d'une réalité existant dans un plan non matériel*[1]. »

Est-ce cela que l'on va chercher chez un guérisseur ? Une façon moins matérialiste de considérer l'individu ? Une manière plus humaine de traiter le corps, la douleur et la maladie ?

« *En Occident, le corps a été réduit à sa dimension matérielle* », explique Thierry Janssen, éminent chirurgien, psychothérapeute et écrivain. « *Il y est vu comme une mécanique précise, logique et séquentielle. Ses constituants*

1. Jean-Dominique Michel, *Chamans, guérisseurs, médiums. Au-delà de la science, le pouvoir de guérison*, Lausanne, Éditions Favre, 2011.

*sont objectivés, classés, analysés dans leurs détails infimes. Ce manque de vision d'ensemble de l'être humain entraîne bien souvent une surconsommation d'examens et de traitements qui créent des troubles et affaiblissent les mécanismes d'auto-guérison. À force de considérer le corps comme un objet, la science médicale oublie que l'être humain est aussi pensées, croyances, sentiments et émotions. Par conséquent, beaucoup de malades se plaignent d'être réduits à une somme de résultats d'analyses, ils regrettent de ne pouvoir exprimer leurs sensations et leurs intuitions, et face au caractère brutal de la médecine technologique, ils se tournent, en effet, vers des médecines plus douces*[1]. »

Comment en sommes-nous venus à considérer que nous, êtres humains, sommes uniquement des corps qui peuvent être entretenus ou se détraquer comme des machines, composées de pièces indépendantes et interchangeables ? C'est en cherchant dans notre héritage scientifique occidental qu'on y trouve la réponse.

1. Thierry Janssen, *La Solution intérieure. Vers une nouvelle médecine du corps et de l'esprit*, Paris, Fayard, 2008.

# Le corps et l'esprit

## Un divorce consommé

La question du rapport corps et esprit occupe les philosophes depuis l'Antiquité. En Occident, depuis Aristote, le monde est considéré comme un ensemble d'éléments individuels, séparés, isolés. Au XVIIe siècle, avec René Descartes, on se focalise uniquement sur ce qui est visible, perceptible, physique et matériel. C'est à la matière que doit désormais s'intéresser la science, laissant l'âme – les émotions – et l'immatériel au domaine des religions. Cette dichotomie, opérée par Descartes et reprise par les philosophes des Lumières, favorisera l'émergence d'une vision morcelée de l'être humain, opposant le corps et l'esprit. Tout n'est plus qu'une histoire de suprématie de la matière, régie par des lois fixes. Cette vision réductrice de la réalité nous a coupés de nos différentes dimensions, créant un modèle mécaniste où nous sommes tous séparés les uns des autres, où l'esprit est dissocié du corps. Un esprit réduit à un épiphénomène de la matière. Un corps sans pensée ni intériorité que l'on voit comme une machine chimique à deux moteurs, le cerveau et le cœur. Pour mieux le comprendre et le soigner, l'esprit d'analyse et l'insatiable curiosité des savants finiront même par découper le corps en tranches de plus en plus minces, attribuant chaque morceau à un spécialiste particulier – oto-rhino-laryngologiste, dermatologue, gastro-entérologue, urologue, gynécologue... – qui en aura la connaissance et la responsabilité. « *Aux XIXe et XXe siècles, nous avons fait preuve d'une volonté de plus en plus matérialiste de comprendre le monde matériel pour le contrôler, le dominer. Ce sont les débuts de l'industrialisation et de la recherche scientifique, qui cherche à analyser le vivant en le décortiquant, en séparant tout* », rappelle le Dr Thierry Janssen, qui souligne « *une vision très dualiste de la réalité*[1]. »

Si ce dualisme entre le corps et l'esprit reste un sujet de débats théoriques, dans les représentations et en science, l'idée du corps-objet prévaut encore aujourd'hui. Car toute notre culture, depuis quatre cents ans, s'est développée sur cette analyse détaillée et cette vision morcelée de la réalité. La pensée médicale actuelle n'est finalement que le reflet de cette manière de concevoir le monde.

Encore aujourd'hui, la médecine conventionnelle s'appuie avant tout sur les médicaments et la technologie pour traiter la maladie ou soigner un organe défectueux. L'homme est souvent réduit à son symptôme ou à l'organe malade. « *Nous disposons d'une excellente médecine, mais nous devons y intégrer le fait que nous ne sommes pas qu'une belle machine faite de chair et d'os,* commente le Dr Clare Guillemin, directrice du service de radio-oncologie d'une clinique à Lausanne. *La médecine de demain est celle qui va prendre en compte l'être humain dans*

1. INREES, magazine *Inexploré* n° 12, octobre-décembre 2011.

*sa globalité. Ce n'est pas parce qu'en Occident on a l'allopathie qu'on ne doit pas s'ouvrir !* » En effet, il ne s'agit pas là de chercher à remettre en cause le bien-fondé de notre médecine, encore moins d'en nier ses succès : si l'on est victime d'un grave accident de voiture, si l'on souffre d'une tumeur au cerveau ou si l'on se coupe trois doigts, rien n'est plus rassurant et efficace que la médecine technologique. Mais évoluer ne veut pas dire exclure.

« *Contrairement à la médecine conventionnelle,* ajoute le Dr Thierry Janssen, *les thérapies alternatives tiennent compte des différentes dimensions qui constituent l'être humain. Une dimension physique – le corps et le mouvement –, une dimension émotionnelle – les ressentis et les sentiments –, une dimension intellectuelle – le cerveau et ses capacités cognitives – et une dimension spirituelle – la compréhension de soi, du monde, et des aspects transcendants de la vie. De ce point de vue, la bonne santé est définie comme un état d'équilibre, une relation harmonieuse entre le corps, les émotions et les pensées d'un individu. Elles préconisent donc une communication fluide entre ces trois aspects de la personne et des rapports intelligents entre l'individu, ses semblables et son milieu de vie. Cette approche est très différente de celle à laquelle les mentalités occidentales sont habituées. Il s'agit d'une approche globale et holistique de l'être humain, qui aide l'organisme à récupérer plus facilement et met en branle les mécanismes d'autoguérison. Ce manque de conscience des liens empêche de soigner les gens avec une plus grande efficacité. Ce qui entraîne des dépenses thérapeutiques exagérées et ne permet pas la mise en place de stratégie de prévention des maladies*[1]. »

1. *Ibid.*

En effet, la médecine conventionnelle intervient techniquement quand la santé est déjà défaillante. On oublie la notion de prévention, estimant que la maladie est une affaire de terrain génétique ou qu'elle est induite par une cause extérieure qui nous tombe dessus comme une fatalité. Comme si tout était joué d'avance, dès la naissance, comme si l'on subissait la malchance, sans pouvoir y échapper. Or, des recherches récentes en épigénétique révèlent que nous sommes aussi créés par la nourriture que nous mangeons, l'air que nous respirons, les amis que nous avons, notre mode de vie… Tout cela, ensemble, impacte notre corps, notre santé et notre équilibre. « *On sait en effet,* explique Michel Odoul[1], fondateur de l'Institut français de Shiatsu, spécialiste des techniques énergétiques chinoises et praticien, *que des expériences de stress provoqué chez la souris peuvent engendrer des altérations chromosomiques. C'est pourquoi, avec le même terrain génétique, un individu exprimera une maladie tandis que l'autre restera en bonne santé.* »

Ainsi, la maladie ne devrait donc plus être perçue comme un défaut technique venu s'immiscer dans les rouages du corps dès sa sortie d'usine ou comme un quinze tonnes qui vous emboutirait violemment au bout de la rue, mais comme un message de notre être intérieur.

« *La plupart des gens naissent en bonne santé,* explique le neurobiologiste allemand Gerald Hüther. *D'un point de vue neurobiologique, on a même un potentiel incroyable à*

1. Auteur du best-seller *Dis-moi où tu as mal, je te dirai pourquoi*, Paris, Albin Michel, 2002.

*la naissance. Mais il disparaît quand on prend de l'âge. Au départ, le corps et l'esprit savent ce qu'il faut faire pour nous maintenir en bonne santé. C'est-à-dire que le cerveau remplit sa mission qui est la sienne et pour laquelle il est structuré. À savoir, veiller sur notre corps. On peut comparer ça à la construction d'une maison. À l'origine, les fondations sont parfaitement droites, bien posées. C'est la base saine que nous avons en nous. Et puis, on commence à s'adapter à notre environnement, aux exigences de notre famille, de l'école, de notre travail, de notre culture et de l'époque dans laquelle on vit. Plus le temps passe, plus la maison est de guingois. Elle finit par être complètement bancale. Elle se fragilise et s'effondre. Dans le corps, c'est à ce moment-là qu'un organe lâche. Le dos, la hanche, le genou, l'estomac ou le cœur. Il ne supporte plus ce déséquilibre, cette maison qui penche. C'est ce point faible qui provoque la maladie. Là, il y a deux possibilités : soit on essaie de redresser la maison en la réparant, ici et là, pour qu'elle continue de tenir à peu près debout. Soit on essaie de revenir en arrière et d'aider le corps à retrouver ces capacités autoréparatrices d'origine avec une médecine du corps et de l'esprit*[1]. »

Intervenir sur les différentes dimensions de l'être humain, à la fois sur un plan matériel et immatériel, sur le corps et sur l'esprit. Serait-ce là le secret du guérisseur ?

1. *Quand l'esprit guérit le corps*, documentaire allemand réalisé par Sabine Goette, ARTE, 2011.

## Des maux de gorge dus à des émotions

Depuis un an, Thelma prend régulièrement rendez-vous chez Bernard Devingt pour « traiter » des problèmes de sphère ORL. Sinus, gorge, oreilles. Une méatotomie – opération chirurgicale consistant à creuser une cavité dans le sinus maxillaire pour permettre aux sécrétions d'être évacuées –, effectuée il y a trois ans, l'oblige à se moucher en permanence. Pour éviter ce désagrément, les oto-rhinos qu'elle a consultés n'ont qu'une solution à lui proposer : quelques pulvérisations de cortisone dans chaque narine, deux fois par jour, à vie. « *Cette option ne me réjouissait pas vraiment,* avoue-t-elle. *J'ai voulu essayer quelque chose de plus naturel.* » Grâce à des séances régulières chez le magnétiseur parisien, Thelma remarque que son nez, malgré cette ouverture artificielle des sinus, coule beaucoup moins. En revanche, elle souffre toujours de maux de gorge à répétition, qu'elle parvient toutefois à enrayer en deux ou trois jours avec quelques granules homéopathiques et des huiles essentielles. « *Je n'avais ni fièvre, ni fatigue, juste une inflammation que je mettais sur le compte d'un résidu de sécrétions sinusales dans l'arrière-gorge,* raconte-t-elle. *Toutefois, j'avais déjà pu lire, notamment dans un livre de Michel Odoul, que l'angine pouvait également révéler quelque chose que nous avons du mal à avaler, qui nous reste – comme le dit l'expression – en travers de la gorge et que nous n'arrivons pas à exprimer. J'en étais consciente, et voulais bien accepter que ces maux de gorge puissent éventuellement avoir une origine psychologique et émotionnelle, mais je me sentais plutôt heureuse dans ma vie, et je ne réussissais pas à mettre le doigt sur ce truc qui pourrait à ce point m'affecter. J'en parlais souvent avec Bernard. Lui ressentait des tensions dans ma gorge, des émotions coincées depuis quelque temps. "Un jour, on trouvera peut-être la cause", me disait-il, toujours rassurant.* »

Lors de chaque séance, Thelma échange quelques mots avec lui, puis s'allonge sur le matelas, ferme les yeux et laisse son esprit vagabonder. Une heure de profonde relaxation durant laquelle Bernard Devingt effectue ses passes magnétiques. Dégage, souffle, recharge, équilibre, et pose – comme il le fait toujours – une main sur la gorge de la jeune femme. Thelma apprécie particulièrement ces moments de détente. Chaque fois, elle dit en ressortir « *plus légère et tonifiée* ».

Ce jour-là, chez le magnétiseur, elle repense à sa journée, se remémore son dernier voyage en Inde, songe à son prochain week-end en Hollande, se rappelle qu'elle n'a toujours pas réservé d'hôtel... Tout à coup, sans qu'elle ne comprenne pourquoi, le visage de l'homme de sa vie, celui qu'elle a toujours aimé et qu'elle n'a jamais pu oublier depuis dix ans, lui apparaît. « *Au même moment*, se souvient Thelma, *ma gorge s'est mise à vibrer tellement fort que j'avais l'impression d'avoir avalé une casserole d'eau en ébullition. Mes yeux se sont remplis de larmes. Je n'étais pas triste, pourtant je pleurais. J'ai ouvert les yeux, regardé mon magnétiseur, et lui ai dit : "Il se passe quelque chose d'incroyable dans ma gorge, Bernard, je ne contrôle plus rien !" Il m'a répondu : "Vous êtes en train d'évacuer des tensions. Ne vous retenez pas de pleurer. C'est bon parfois de pleurer". À la fin de la séance, je lui raconte ma gorge, le visage de cet homme qui m'est apparu, les sensations que j'ai éprouvées. Et là, Bernard me dit : "Nous savons maintenant le pourquoi du comment !" En effet, ce soir-là, je venais de prendre conscience que je n'avais jamais digéré notre séparation. Je m'en sentais coupable. Et j'avais du mal à admettre qu'il ait pu refaire sa vie, à dix mille kilomètres d'ici. "Thelma, reprend-il, vous devez accepter la situation, arrêter de vous en vouloir, lâcher prise." C'était exactement ce que j'avais besoin d'entendre. Depuis que j'ai mis des mots sur mes maux, que l'origine de ces tensions dans ma gorge m'a été révélée, les angines, c'est terminé. Plus qu'un guérisseur, Bernard, grâce à son magnétisme, a aussi été mon psy.* »

## Physiquement affectée par un traumatisme psychologique

Pendant cinq ans, la fille de Françoise a souffert d'une longue dépression. « *Elle maigrissait à vue d'œil et dépérissait à petit feu. Elle n'avait plus aucune énergie, ne tenait même plus debout et s'apprêtait à mettre fin à ces jours quand j'ai décidé, en ultime recours, de l'emmener chez une magnétiseuse,* raconte Françoise. *Très vite, cette femme dit ressentir dans ses mains un blocage énergétique, suite à un choc affectif violent qu'elle réussit même à dater : il s'agissait du suicide de la femme de son frère. La séance déclenche chez ma fille une crise d'émotions très fortes que l'intervention de cette femme a manifestement aidé à évacuer. Il a fallu quatre mois, à raison de plusieurs séances, à distance parfois, pour que l'énergie dans son corps circule à nouveau correctement. Progressivement, j'ai vu ma fille reprendre vie, et s'épanouir. Cette femme l'a sauvée.* »

L'approche globale et holistique de la guérisseuse a permis de cerner le problème de la jeune patiente, et d'évacuer des émotions enchevêtrées dans son corps physique. Depuis cette expérience, Françoise, à l'époque kinésithérapeute, n'a plus hésité à conseiller ses patients d'aller voir un magnétiseur quand certaines douleurs corporelles persistaient malgré les massages et la rééducation.

Pour illustrer le travail du guérisseur et permettre de mieux le comprendre, Jean-Luc Bartoli aime utiliser des métaphores : « *Quand on constate une fuite d'eau au rez-de-chaussée, le médecin va prescrire un traitement médical qui va servir à éponger l'eau du rez-de-chaussée, mais si cette fuite vient d'une canalisation qui a pété au quinzième étage ou d'un robinet qui a lâché, on peut toujours continuer d'éponger, cela ne servira pas à la colmater ! Je compare toujours la santé globale à un iceberg. En médecine, on va s'occuper uniquement de la partie immergée, celle que l'on voit, que l'on peut analyser. Pourtant, quand tu mets la tête dans l'eau, tu vas t'apercevoir que les dégâts sont trois à quatre fois plus importants que ce que l'on croit. Le guérisseur, dans sa pratique, ne va jamais prendre en charge la maladie des gens uniquement, mais l'être tout entier, dans sa globalité.* »

## Des difficultés à tomber enceinte

Lucie rêve d'être maman. En 2006, elle décide d'arrêter la pilule. Cinq mois après, elle tombe enceinte mais de graves problèmes de famille viennent perturber la sérénité de sa grossesse. Deux mois plus tard, fausse couche. Lucie espère tomber de nouveau enceinte. En vain. Pendant un an et demi, rien. Pour comprendre l'origine du problème, le gynécologue lui prescrit divers examens, à elle et son mari. Diagnostic : un endomètre trop long qui empêche la fécondation et une ovulation irrégulière. Une stimulation hormonale s'impose. « *Je garde de cette expérience un souvenir douloureux*, confie Lucie. *Le traitement me donnait de terribles nausées. J'avais toujours envie de pleurer et je prenais du poids. J'en avais assez des piqûres quotidiennes. C'est alors que j'ai entendu un jour parler de Jean-Luc Bartoli. Je me suis dit : "Qui ne tente rien n'a rien !"* »

Dès qu'il la voit, le magnétiseur sent immédiatement un manque d'énergie dans ses ovaires. Quelques semaines après la première séance, Lucie tombe enceinte. Mais refait une fausse couche. « *Je l'ai moins mal vécue que la première fois, car le principal, pour moi, c'est que j'ovulais à nouveau !* » Elle reprend rendez-vous chez le magnétiseur. Et retombe enceinte, un mois plus tard. Aujourd'hui, Lucie est maman d'un petit garçon de trois ans, et attend son deuxième enfant. « *En vingt ans, j'ai dépassé les 560 bébés, nés grâce au magnétisme,* commente Jean-Luc Bartoli. *Dans 99 % des cas, ces femmes avaient un problème d'énergie sur les ovaires. En fait, c'est comme si tu voulais essayer d'allumer la télé alors qu'elle n'est pas branchée. S'il n'y a pas de "jus", ça ne marchera jamais. L'image, tu peux toujours courir pour qu'elle apparaisse ! 560 bébés, ce n'est pas juste un coup de bol ! J'attends toujours qu'on vienne étudier le phénomène : comment c'est possible et pourquoi ça marche ? Moi je sais comment ça se passe. C'est simplement en remettant de l'énergie là où il n'y en a plus, et en réharmonisant l'énergie qui enveloppe le corps de la personne.* »

Mais quelle est donc cette énergie dont parle Jean-Luc Bartoli ? Émotions, effets psychosomatiques, stress, énergie… Et si tout était lié ?

# Vers une nouvelle approche du corps et de l'esprit

## Des découvertes récentes grâce au stress

Observer l'être humain dans la globalité, comprendre les relations corps-esprit, mais aussi la signification des maux du corps en lien avec les bleus à l'âme, élargir notre champ de vision sur l'homme, n'est-ce pas finalement lui (re)donner sa dimension véritable ?

Heureusement, « *la pensée médicale est en train d'évoluer dans le bon sens. Lentement mais sûrement* », assure le Dr Thierry Janssen.

En effet, nos sociétés redécouvrent aujourd'hui l'indissociabilité du corps et de l'esprit. L'augmentation du stress au sein de la population a été « le » détonateur. Ses répercussions néfastes sur notre santé ont obligé les chercheurs à s'intéresser de près aux mécanismes intimes de cette unité corps-esprit. Aujourd'hui, on sait que 75 à 90 % des consultations médicales sont en relation avec le stress. Ce qui signifie clairement que bon nombre de pathologies résultent, au moins en partie, de ces tensions. Les effets du stress ne sont donc pas uniquement de nature psychologique mais affectent également la santé physique et le bien-être quotidien. « *Si dans la langue française, nous parlons – depuis peu – d'un lien corps-esprit, nous devrions plutôt parler d'une connexion entre le corps et la pensée,* explique le Dr Janssen. *Les Anglo-Saxons distinguent clairement la pensée (*mind*), de l'esprit (*spirit*). Pour eux, le lien corps-esprit est un lien* body-mind. *Ils utilisent, en plus, le mot* soul *pour désigner les émotions.* Body, soul, mind *: le corps, les émotions, la pensée. Ces trois dimensions constituent l'être humain. Le mot* "spirit" *désigne alors ce qui relie les trois entre elles. Le mot "esprit" vient du latin* spiritus *: le souffle. C'est ce souffle qui traverse l'être et le rend vivant. On peut donc dire que l'esprit est l'ensemble des liens qui existent entre toutes les dimensions du vivant. La vie ne se manifeste que parce que ces liens s'établissent à tous les niveaux : subatomique, moléculaire, cellulaire, organique, psychologique, sociologique... Ce souffle circule dans tous les sens*[1]. »

Une nouvelle discipline, la psycho-neuro-endocrino-immunologie, a permis de mettre en lumière certains mécanismes révélant une intrication étroite entre pensées, émotions et réactions physiologiques. Bien que le cerveau soit le siège des processus cognitifs, c'est l'ensemble du corps qui réagit à la pensée, et en retour affecte nos fonctionnements cérébraux : une pensée peut donner naissance à des émotions qui finissent par se manifester dans le corps. De la même manière, une expérience corporelle génère des émotions qui nourrissent la pensée. Il s'agit d'un va-et-vient constant et permanent. « *Nous sommes à la fois des corps qui pensent et des pensées qui s'incarnent dans le corps. Nous sommes des êtres indivisibles,* précise le Dr Thierry Janssen. *La psycho-neuro-endocrino-immunologie étudie ces interconnexions. Son approche*

1. Interview INREES, magazine *Inexploré* n° 12, octobre-décembre 2011.

*n'est pas cloisonnée mais transversale. Elle explique comment les pensées négatives génèrent des émotions désagréables et du stress qui met l'organisme en tension à travers l'activation du système nerveux sympathique et, du coup, met en route une série de réactions physiologiques, la production d'hormones, la stimulation des défenses immunitaires. Elle permet aussi de comprendre pourquoi lorsque la tension perdure l'organisme s'épuise, la résistance immunitaire s'amenuise et au final on peut tomber malade. Il paraît donc important de cultiver des pensées positives pour générer des pensées agréables qui permettent l'activation du système nerveux parasympathique et, dans la foulée, la mise en route des mécanismes de réparation et de récupération de l'organisme. Cette composante influence la façon dont une maladie nous touche et à quel rythme elle guérit*[1]. » Si le stress peut être nécessaire, dans une certaine mesure, pour nous rendre plus performants, le « mauvais » stress est, en revanche, l'un des pires ennemis de nos capacités autoréparatrices.

Pour exprimer la relation directe entre le corps et l'esprit, la médecine orientale utilise, comme le rappelle Michel Odoul, l'image d'une calèche – le corps physique – qui avance sur le chemin de vie, tirée par les chevaux de nos émotions, et conduite par le cocher de notre mental. « *Cette métaphore,* dit-il, *illustre parfaitement l'idée de relation entre conducteur et véhicule, entre confort et façon de conduire, la place majeure étant donnée au voyageur caché, ce Non-Conscient qui connaît l'itinéraire mieux que le Cocher. En Orient, la maladie témoigne d'un obstacle à la réalisation de ce chemin de vie. La conscience exprime*

1. *Ibid.*

*ainsi, par des troubles énergétiques générateurs de maladies, les entraves à son plein épanouissement*[1]. »

## Reconsidérer l'effet placebo

Ces influences de l'esprit sur le corps et du corps sur l'esprit permettent d'apporter un éclairage intéressant sur l'effet placebo, cette capacité du mental à influer sur son propre organisme au point de déclencher un processus de guérison.

Pour la pensée médicale dominante, l'effet placebo désigne souvent un leurre, une espèce d'illusion dans la tête du patient face à une mesure thérapeutique d'efficacité intrinsèque faible, voire nulle. L'effet placebo est d'ailleurs bien souvent invoqué pour évacuer une réalité qui continue de déranger : celle d'un effet de l'esprit sur la matière de nos corps. Un concept qui ébranle considérablement le postulat de la séparation du corps et de l'esprit instauré par Descartes sur lequel on base notre réflexion, depuis plus de trois siècles. Comme le souligne Thierry Janssen, en citant la philosophe Isabelle Stengers et l'ethnopsychiatre Tobie Nathan, « *l'effet placebo peut constituer une véritable blessure narcissique pour le médecin* », qui se voit retirer la paternité d'une guérison.

Pourtant, l'effet du comprimé placebo, vide de substance active, est mesurable et tangible. C'est d'ailleurs cet effet qui sert officiellement de point de référence pour évaluer l'efficacité d'une molécule dans un médicament avant sa mise sur le marché. Des essais cliniques

1. Michel Odoul, *op. cit.*

ont également été effectués par des chirurgiens et des chercheurs du Houston Veterans Affairs Medical Center et du Baylor College of Medicine, aux États-Unis, pour démontrer que l'intervention chirurgicale avait aussi un effet placebo. Cent quatre-vingts personnes ont été choisies au hasard pour subir, soit une véritable intervention, soit une intervention placebo. Les sujets placebo ont été juste endormis, une opération du genou a été simulée, avec de légères incisions sur la peau. Résultat : les effets positifs de l'opération obtenus ont été exactement les mêmes chez les « vrais opérés » et les personnes ayant subi une chirurgie placebo. Cette part invisible de tout traitement repose sur une multiplicité de facteurs, de la force de conviction du médecin à l'optimisme du patient, en passant par la possibilité pour ce dernier de donner un sens à sa maladie. « *On sait aujourd'hui qu'un tiers des guérisons – incluant les médicaments, la chirurgie et autres interventions allopathiques – tient de l'effet placebo,* s'enthousiasme le médecin biologiste américain Bruce Lipton. *Autrement dit, un tiers parvient à se guérir par la pensée positive, c'est fabuleux ! Mais étrangement, on en parle quinze minutes en cours de pharmacologie, et on continue d'ignorer le pouvoir de la pensée et des processus mentaux sur la biologie !* »

Pourtant, comme l'explique le psychiatre Patrick Lemoine[1], spécialiste de l'effet placebo, la coopération entre le corps et l'esprit est d'une efficacité qui défie parfois l'imagination. C'est un cas mystérieux qui a initié sa réflexion sur ce phénomène, il y a une trentaine d'années. Celui d'une femme de la campagne, atteinte d'un ulcère. Son estomac est perforé, avec d'importants

1. Auteur du livre *Le Mystère du placebo*, Paris, Odile Jacob, 1996.

saignements. Tous les traitements précédents ont été vains et une ablation de l'estomac est envisagée, jusqu'à ce jour où, dans un élan de créativité, le médecin, à l'époque jeune interne en psychiatrie, a l'étrange idée de griffonner un estomac sur un morceau de papier. « *À quoi cela vous fait-il penser ?* », demande-t-il à la femme, assise en face de lui. « *On dirait une chaussette, docteur*, lui répond-elle. – *Et qu'est-ce que vous faites quand vous avez un trou dans une chaussette ? – Je mets un œuf en bois à l'intérieur et je la ravaude.* » Patrick Lemoine lui donne alors une prescription pour le moins étonnante : « *Tous les jours, vous allez mentalement glisser un œuf en bois dans votre chaussette, et vous allez prendre le temps de la raccommoder.* »

« *Une semaine plus tard, elle était guérie. Les chirurgiens n'en sont pas revenus ! C'est vraiment une histoire qui m'émerveille encore* », se souvient le psychiatre qui, depuis, applique cette même méthode avec d'autres patients. « *Si quelqu'un a un cancer, je lui dis bien sûr qu'il faut aller se faire soigner chirurgicalement, mais je lui demande également comment il se représente sa maladie.* » Il donne également l'exemple d'une femme atteinte d'un cancer du sein avec métastases, qui dit ressentir comme « *un homard dans le ventre qui la pince* ». Comme elle est amatrice de bonne chère et bonne cuisinière, le Dr Lemoine lui conseille de concocter, tous les jours mentalement, une nouvelle recette, puis de s'imaginer en train de dévorer son homard-cancer avec gourmandise. « *Après plusieurs centaines de recettes, elle va très bien,* assure-t-il. *Je ne dis pas que c'est grâce à moi, mais cette technique est un complément utile.* »

Notre corps possède des forces régénératrices étonnantes qui l'aident à retrouver son équilibre quand il en a besoin. Depuis une quinzaine d'années, des études sur l'effet placebo ont permis d'éclaircir l'implication de certains mécanismes psychologiques. « *On suppose maintenant que quand on guérit d'un cancer à Lourdes, c'est probablement parce qu'on a fabriqué des interférons, multiplié les globules blancs, bref, qu'on a mis en place des systèmes immunitaires de lutte contre le cancer,* explique le psychiatre. *L'effet placebo pourrait obliger l'organisme à fabriquer des médicaments endogènes naturels.* » Cette fonction est assurée par le cerveau, dont la mission première est de nous maintenir en vie. Chacun d'entre nous dispose de ces capacités autoréparatrices, de cette sorte de médecin intérieur.

Selon le Dr Patrick Lemoine, l'efficacité du guérisseur pourrait s'expliquer par la suggestion d'un très fort effet placebo, autrement dit une capacité puissante à déclencher chez le malade des mécanismes d'autoguérison.

Le neuropsychiatre David Servan-Schreiber, qui s'est longtemps intéressé à l'action thérapeutique du guérisseur, va même plus loin : « *Un effet placebo qu'on contrôle et qui, chaque fois qu'on l'utilise, guérit le patient, même si cela n'a pas de fondement scientifique, ce n'est plus un placebo, on a là un véritable traitement*[1] *!* »

Sans doute, le travail des guérisseurs intervient-il en effet sur le plan mental, émotionnel et spirituel des patients. Sans doute aussi, l'aspect non officiel du « guérissage » participe à l'induction de cet effet placebo. « Ça marche parce que j'y crois. »

---

1. *Les Guérisseurs*, film documentaire écrit par Stéphane Allix, Natacha Calestrémé et Thierry Machado, réalisé par Thierry Niachado pour la série documentaire Enquêtes extraordinaires, Bonne Pioche/M6, 2010.

Mais comment parler d'effet placebo quand l'action du guérisseur est efficace sur ceux qui n'en ont pas conscience, comme les bébés et les animaux ? Et que penser lorsque l'état de santé d'un patient s'améliore, alors qu'il n'est pas au courant qu'à distance on intervient sur lui ?

## Des effets sur les animaux

Tigrou, le chat de Bernadette, souffrait depuis trois mois d'un eczéma purulent que le vétérinaire n'avait réussi à calmer que quelques jours seulement. Toute sa famille avait l'habitude d'aller voir Jean-Jacques Boucharlat pour régler divers problèmes de santé. Bernadette se dit alors : « *Pourquoi pas lui amener mon chat* ? » Le magnétiseur lui donne rendez-vous en fin de journée, mesure d'hygiène oblige, et impose ses mains sur l'animal, comme il le fait pour ses patients. « *Contrairement à son comportement chez le vétérinaire, il s'est tout de suite laissé faire. Comme s'il était en confiance. Je crois qu'il a senti que Monsieur Boucharlat lui faisait du bien. En quelques jours, son eczéma est parti et jamais il n'est réapparu. Mon chat peut à nouveau gambader et jouer normalement.* »

Gaufrette aurait dû mourir il y a deux ans. La petite chatte régurgitait un repas sur deux et souffrait de gros problèmes diarrhéiques. Aucun traitement ne faisait effet. Élisabeth a bien cru qu'elle allait devoir la faire piquer. Une amie lui parle de Jean-Jacques Boucharlat. Élisabeth et son mari vivent à Tours mais n'hésitent à faire le déplacement jusqu'à Clermont-Ferrand. « *Après une première séance avec Monsieur Boucharlat, Gaufrette allait déjà mieux,* raconte Élisabeth. *Ensuite, le magnétiseur est intervenu à distance pour la tenir en bonne forme. Sa santé s'est améliorée de manière spectaculaire. On ne peut pas dire que ce soit de l'autosuggestion, car cette pauvre bête ne pouvait pas deviner que Monsieur Boucharlat travaillait sur elle !* »

## « Barré » à son insu

Éric est électricien à Avoriaz. En 1987, lors d'une intervention sur une installation électrique, un court-circuit provoque une explosion. Éric, ne portant pas l'équipement adéquat, prend immédiatement feu. Son collègue s'empare d'un extincteur pour éteindre les flammes, puis l'emmène sans attendre chez le médecin le plus proche. Sur la table d'auscultation, l'électricien s'évanouit. Il est transporté d'urgence à l'hôpital de Thonon, grièvement brûlé au visage, au cou, sur tout le torse, l'avant-bras gauche et tout le bras droit jusqu'à l'épaule. Ses proches sont tout de suite alertés. Une amie décide, sans lui en parler, d'appeler René Blanc. « *Elle savait que je n'y croyais pas,* raconte Éric, *et que je m'y serais opposé. Pour moi, c'étaient des sornettes de sorciers.* » Par téléphone, le barreur de feu intervient sur Éric, à son insu, et sans même avoir eu le moindre contact avec lui. L'électricien s'étonne de ne pas souffrir malgré l'étendue et la gravité des brûlures. Il passe même une bonne nuit. Le surlendemain, son amie lui avoue qu'il a bénéficié du « *secret* », mais il n'y voit qu'un « *heureux hasard* ». Sur son avant-bras apparaissent quelques jours plus tard d'inquiétantes plaques sombres. Éric frôle l'amputation. Il est transféré dans un service spécialisé à Lyon pour subir une greffe de peau. Pendant ses deux mois et demi d'hospitalisation, René Blanc, chaque semaine, intervient consciencieusement pour l'aider à mieux cicatriser. « *Je n'avais aucune douleur, ce qui étonnait tout le monde. J'ai finalement dû me rendre à l'évidence et admettre l'effet antalgique du "secret" mais j'étais éberlué !* » À la sortie de l'hôpital, Éric, comme de nombreux grands brûlés, doit effectuer une cure thermale pour aider à la cicatrisation. « *Quand le médecin m'a vu, il m'a tout de suite demandé : "On ne vous aurait pas 'coupé' le feu ?" Puis, il a ajouté : "Ça ne sert à rien de revenir, on n'arrivera pas à faire mieux !" Et il avait raison. Je n'ai pas la moindre cicatrice. Pas même sur le visage, alors que les médecins de l'hôpital m'avaient laissé entendre que j'allais rester très marqué.* »

Comment les barreurs de feu sont-ils capables de soigner des patients qu'ils ne connaissent pas, qu'ils n'ont jamais vus et qui ne savent même pas qu'on intervient sur eux ?

## Magnétisée dans le coma

Sandra tousse depuis quelques semaines. Hors de question que cette petite toux l'empêche de partir en vacances à Ibiza. Après quarante-huit heures sur place, elle est soudain prise d'une forte fièvre. Aspirine, paracétamol, rien n'y fait. Elle écourte son séjour. Retour précipité à Marseille. Arrivée à l'aéroport, le SAMU la transporte directement à l'hôpital de Laveran. Le diagnostic tombe : une pneumopathie avec décollement de la plèvre et quatre abcès aux poumons. On lui décèle également deux germes – pneumocoque et haemophilus – qui lui rongent les bronchioles. Les antibiotiques n'agissent pas, l'oxygène peine de plus en plus à s'infiltrer dans ses poumons, Sandra n'arrive plus à respirer, et tombe dans le coma. Les médecins se montrent très pessimistes, son pronostic vital est en jeu. Son mari est bouleversé. Il ne peut pas, ne veut pas accepter de vivre sans elle et n'imagine pas leur petit garçon de deux ans sans sa maman. Cherchant une solution miracle tous azimuts, il envoie, désespéré, un message à tous ses contacts Facebook. Une bouteille à la mer qui, peut-être, lui permettra de trouver de l'aide. Un ami lit son appel au secours et lui conseille immédiatement de contacter Élisabeth Messina, une magnétiseuse-acupunctrice, installée depuis dix-sept ans à Allauch, près de Marseille. Quand le mari de Sandra la contacte, celle-ci se rend sur-le-champ au service de réanimation de l'hôpital. Sandra est déjà dans le coma depuis une semaine, il y a urgence. Quotidiennement, la magnétiseuse intervient, sans savoir si le travail qu'elle effectue sur Sandra pourra vraiment la sauver. « *Mes mains ont fait des mouvements autour d'elle et sur ses poumons. C'est comme si je n'en avais même plus le contrôle mais elles semblaient savoir où il fallait aller* », se souvient la guérisseuse. « *Deux jours après sa première intervention,* raconte Sandra, *mes poumons ont recommencé à respirer, la plèvre à se recoller. Et au bout de quatre jours, je me suis réveillée. Quand j'ai ouvert les yeux, mon mari a voulu m'expliquer qu'une guérisseuse allait venir dans l'après-midi mais je le savais déjà. Cela paraît fou, mais je sentais, dans le coma, qu'il y avait une femme à mes côtés qui m'aidait ! Je ressentais sa présence et l'énergie qu'elle me transmettait. Si je suis encore là aujourd'hui pour en parler, c'est grâce à elle.*

*Aujourd'hui, j'effectue régulièrement des examens de contrôle. Deux ans plus tard, les médecins de l'hôpital me surnomment encore la "miraculée de Laveran".* »

Ces témoignages stupéfiants amènent à douter de l'implication de mécanismes psychologiques, comme seule explication, au déclenchement du processus d'autoguérison chez des patients qui ignoraient ou n'avaient pas pleinement conscience qu'un guérisseur intervenait sur eux.

Alors, à quel niveau se situe leur action ? Que font-ils avec leurs mains ? Comment agissent-ils à distance ? Quelle est cette énergie, ce fluide réparateur, que tous ces praticiens disent transmettre ?

# Des énergies et des Hommes

## Traditions médicales asiatiques, méridiens et énergies

La guérison semble être un mécanisme impliquant à la fois le corps et l'esprit. Dans les cultures asiatiques, qui n'ont jamais séparé le corps de l'esprit, l'énergie est au centre des systèmes de guérison.

En Asie, on considère que l'Univers, l'Homme – comme tous les êtres vivants – sont constitués d'énergie. « *Dans les philosophies orientales, et en particulier en médecine traditionnelle chinoise, cette énergie, appelée le* Qi, *est l'essence même de la vie*, explique Michel Odoul, diplômé en Shiatsu et spécialiste des techniques énergétiques chinoises. *C'est elle qui la "crée", qui l'ordonne, l'organise, lui donne une forme – elle crée le Yin –, mais également la "nourrit", "l'informe" et la féconde – elle crée le Yang. Nous sommes dans un paradigme "vibratoire" qui conçoit la vie comme étant la manifestation de ces deux forces inverses et complémentaires. Ces deux forces, ou ces deux énergies, sont les manifestations de la façon dont le Chaos, informe et originel, s'est organisé et structuré autour de deux dynamiques, l'une subtile et intangible, le Ciel, et l'autre dense et tangible, la Terre. Ils ont catégorisé ces dynamiques sous les terminologies de Yang (Ciel, subtil, intangible) et de Yin*

*(Terre, dense, tangible). Il est intéressant de constater que nous retrouvons dans cette codification orientale, à la fois les termes de notre* Génèse *(« Dieu créa le Ciel et la Terre »), les termes de la physique quantique, avec les états "particulaires" et "ondulatoires", et les termes de la psychologie avec les états "conscients" et "non conscients". En clair, l'énergie* Qi *est constitutive des deux champs vibratoires fondamentaux, le Yin et le Yang, la matière et l'esprit, la substance et l'essence, le dense et le subtil, l'espace et le temps, la Terre et le Ciel. Dans leur dimension Yin (particulaire), ces champs sont "organisants" ; dans leur dimension Yang, ils sont "informationnels*[1]*".* »

Pour les Orientaux, le microcosme humain est construit et fonctionne exactement à l'identique du macrocosme observable qu'est l'Univers : le physique, représentatif du Yin (le corps) et le psychique, représentatif du Yang (l'esprit), l'état d'harmonie (la santé) dépendant alors de l'équilibre de ces deux forces. « *C'est pourquoi en médecine traditionnelle chinoise l'équilibre entre le corps et l'esprit est fondamental pour l'état de santé de l'homme comme pour celui de la nature* », ajoute Michel Odoul. Toujours en médecine traditionnelle chinoise, l'être humain est animé par l'énergie du Ciel, la plus subtile au niveau vibratoire, issue du rayonnement et des influences planétaires, et par l'énergie de la Terre, c'est-à-dire les modes nutritionnels, mais aussi l'environnement dans lequel on vit. Ces énergies Terre et Ciel constituent une énergie dite « essentielle » qui, pour être suffisamment dynamique, pour être utile au corps, s'associe à tout ce qui est constitutif de l'être humain

1. Article INREES, magazine *Inexploré* n° 8, octobre-décembre 2010.

« incarné », comme l'énergie dite « ancestrale » : l'énergie des parents au moment de la conception, l'énergie environnementale au moment de la coupure du cordon ombilical, à la naissance, et un certain bagage qui serait amené par l'esprit de l'individu.

La médecine ayurvédique a elle aussi une approche holistique de l'être humain, qu'elle considère également comme lié à l'univers, et régi, comme lui, de cinq éléments fondamentaux : l'éther ou espace, l'air, le feu, l'eau et la terre, qui se combinent pour former trois forces fondamentales d'énergie vitale, qu'on appelle les « *doshas* » (Vata, Pitta et Kâpha). L'équilibre et les interactions entre ces éléments détermineraient la nature de chaque personne sur les plans physique, émotionnel, intellectuel et spirituel. La « *tridosha* », ou l'équilibre relatif des trois « *doshas* » entre eux, détermine donc la nature spécifique de chaque personne : sa « *prakriti* » ou constitution. Pour la médecine ayurvédique, la maladie résulte d'un déséquilibre entre ces doshas. Pour déterminer quel est le prakriti de son patient, le praticien le questionne longuement sur son mode de vie, son hygiène, ses activités physiques avant de l'examiner.

Les traditions médicales asiatiques appréhendent cette énergie vitale depuis au moins 3 000 ans, en intervenant sur le circuit invisible du corps humain – désignée par les méridiens, les « *nadis* » en médecine indienne –, les chakras et les points d'acupuncture pour guérir et même prévenir la maladie. « *Un certain nombre de points sur tous les méridiens permettent de travailler, non pas la quantité d'énergie mais sa qualité, sa dynamique ou valeur fréquentielle,* explique Michel Odoul. *Par exemple, on va cadrer une présence excessive de feu qui se traduit par une sorte de tension émotionnelle. Cela signifie que c'est du subtil que vient la racine des choses. Ce qui se passe dans le dense, dans le manifesté est l'exécution d'un "ordre" qui a émané du subtil. Comme dans toute structure, lorsque l'exécutant n'exécute pas les ordres, il y a une tension*[1]. »

« *On ne perd pas la bonne santé à cause de la maladie. On est malade parce qu'on n'est pas en bonne santé* », est-il écrit dans le Huang Ti Nei Ching, le plus ancien texte chinois. Le bon praticien est effectivement bien celui qui va entretenir ses patients en bonne santé en traitant autant les symptômes visibles qu'invisibles, par une gestion de l'équilibre du *Qi* – encore mal définie pour nous, Occidentaux.

Si longtemps la médecine occidentale a nié l'existence de ces circuits d'énergie, prétextant que rien ne pouvait le démontrer, cette conception de l'humain ne doit pourtant plus être vue comme un postulat ésotérique. En 2005, des chercheurs allemands ont, en effet, réussi pour la première fois à photographier ces méridiens d'acupuncture, à l'aide d'une caméra thermographique à rayonnement infrarouge. Aussi étonnant que cela puisse paraître, les photographies obtenues correspondent en tout point aux illustrations traditionnelles des plus anciens ouvrages de médecine chinoise, pour qui ces méridiens constituent un réseau dans lequel circule l'énergie vitale de l'organisme. Ces photographies ont également permis de constater que ces méridiens relient les différentes parties du corps et connectent les viscères enfouis dans l'organisme aux points d'acupuncture situés à la surface du corps. Ce circuit énergétique ne constitue pas une structure physiologique au même titre que

1. Article INREES, magazine *Inexploré* n° 12, octobre-décembre 2011.

les nerfs ou les vaisseaux sanguins. Et ne semble pas fait de matière au sens où on l'entend habituellement, pas davantage que l'énergie vitale qu'il véhicule. Mais où se situe la frontière entre matière et énergie ?

## Un concert de fréquences sonores, lumineuses et électromagnétiques

*Énergie.* Sur ce terme plane encore en Occident comme un parfum de mystère. « *Pour le commun des individus, l'énergie est plutôt un concept qui comprend essentiellement la notion de force motrice,* précise Michel Odoul. *La physique, notamment depuis les travaux d'Einstein, a intégré le fait que la matière n'est en fait qu'une mise en forme, une densification de l'énergie. Mais cette idée est encore floue pour beaucoup. Cela est principalement dû au fait qu'en Occident on considère et conçoit ce qui se voit, ce qui est visible, manifesté, tangible. L'invisible n'existe pas ou est suspect. Même dans les recherches de la physique les plus poussées, c'est toujours le particulaire qui nous intéresse. Ce syndrome de saint Thomas fait de nous des autistes borgnes qui ne reconnaissent qu'un des plans de notre univers. Pour les autres plans, nous les laissons aux ésotéristes et autres spécialistes du paranormal tout en les connotant "négativement". Toutes les manifestations constatées de "l'invisible" sont aussitôt étiquetées dans la case "magique" ou "manipulation".* »

Pourtant, comme le rappelle le physicien américain James Oschman, spécialiste de médecine énergétique : « *L'énergie est partout. Et cette idée n'a rien de plus rationnel ! C'est ce qui nous permet de sentir le monde. À chaque seconde, nous faisons l'expérience de l'énergie. La lumière est une forme d'énergie. Je vous vois, je vous entends. Le son est une forme d'énergie. Je touche le sol, je ressens le poids de la gravité, c'est une forme d'énergie qui tire mon corps vers le sol. Je sens des odeurs, ce sont des molécules en vibration, qui produisent et émettent de l'énergie. Je palpe des objets, je perçois le monde. Toutes ces sensations sont des phénomènes énergétiques. Il ne s'agit pas d'un mystère mais de l'impact que nos sensations ont sur notre corps, ce qui nous permet de savoir où nous sommes, qui nous sommes, ce que nous faisons, et ce qu'il se passe autour de nous. Il y a une autre définition de l'énergie qui nous vient de la physique : l'énergie est la capacité de faire des choses, de produire une action. Et nous savons tous ce que ça signifie de ne pas avoir d'énergie*[1] *!* » C'est cela l'énergie : une force, à la fois source et produit du mouvement.

Toujours en Asie, les traditions spirituelles ont elles aussi permis à la science de constater que nos pensées, nos émotions, notre état physique et les atteintes qu'il subit concourent à créer et à influencer notre état énergétique. De nombreuses études ont montré que la méditation – pratique visant à atteindre la paix intérieure, la vacuité de l'esprit et l'apaisement du mental – avait des effets positifs sur cet état énergétique et sur la santé, car elle réduit la tension artérielle, ralentit la respiration et le rythme cardiaque, et aide ainsi à lutter contre les dépressions, le stress et les angoisses. Durant une séance de méditation, les méditants expérimentés, par d'importants changements électromagnétiques dans le cerveau, génèrent des fréquences vibratoires si inhabituelles que

1. *Les Guérisseurs*, film documentaire écrit par Stéphane Allix, Natacha Calestrémé et Thierry Machado, *op. cit.*

les premiers scientifiques à les avoir mesurées en laboratoire ont cru à un mauvais fonctionnement de leurs appareils !

Notre état énergétique se décline en champs : l'homme, on l'a vu, est un être multidimensionnel. À chacune de ces dimensions – physique, mentale, émotionnelle, spirituelle – correspond une énergie particulière, formant un champ vibratoire spécifique. Sans en être évidemment conscients, nous produisons en permanence des champs vibratoires : chaque son que nous émettons est vibration. La lumière – produite, en chacun d'entre nous, par nos milliards de biophotons – est vibration. Et toutes les couleurs que nous distinguons sont autant de vibrations d'ondes électromagnétiques dans la lumière. Ceci explique pourquoi la médecine orientale, l'Âyurveda plus précisément, attribue aux sept points de jonction des canaux d'énergie dans le corps – qu'elle appelle les « chakras » – des couleurs différentes en fonction de leur taux vibratoire.

Parmi ces différents champs, nous produisons des champs vibratoires électromagnétiques. En effet, chaque battement de cœur produit une impulsion électrique envoyée au reste du corps. Ce courant électrique transitant par un conducteur – le sang – crée ce champ électromagnétique. Le plus puissant est celui du cœur, puis viennent les yeux.

De la simple cellule – des petites usines électromagnétiques – au corps entier, nous sommes un concert de fréquences, des symphonies sonores, lumineuses et électromagnétiques. La santé est l'expression de l'harmonie de ce bel ensemble vibratoire que la maladie – en créant des changements dans la conductance électrique des tissus atteints – vient brouiller en introduisant quelques fausses notes au sein de l'orchestre.

En émettant des champs spécifiques, les mains du guérisseur – comme l'évoquait Jean-Luc Bartoli, au début de ce livre – réharmoniseraient-elles vraiment le patient comme le musicien accorde un piano dissonant ?

Cette image inspire au physicien américain James Oschman une hypothèse : « *Chaque molécule, cellule, tissu et organe a une fréquence de résonance idéale qui coordonne ses activités. En manipulant et en compensant les circuits vibratoires, les guérisseurs pourraient influencer directement le système immunitaire du corps et les mécanismes de réparation. D'ailleurs, en réalisant des mesures dans les mains des guérisseurs, leur principal outil, on a pu détecter non seulement du son, mais aussi des champs électromagnétiques et de la lumière.* »

En effet, des mesures effectuées sur des praticiens en pleine action, à l'aide du SQUID (Superconducting Quantum Interference Device), une technologie mise au point en 1964, associée à de nouveaux logiciels informatiques, ont montré que leurs mains émettaient des champs électromagnétiques de basse fréquence, variables au cours de la séance, avec des plages de stabilisation aux alentours de 7-8 hertz. Au début des années 1990, un constat similaire avait été fait au Japon : l'étude impliquait non seulement des guérisseurs, mais également des maîtres de méditation, de yoga ou encore de Qi Gong... Les champs mesurés dans leurs mains étaient mille fois plus forts que le plus fort des champs magnétiques humains, et un million de fois plus forts que les champs produits par le cerveau. Or, on sait déjà que les champs électromagnétiques de basse fréquence sont efficaces pour soulager certaines douleurs articulaires, inflammatoires et musculaires, mais aussi l'arthrose, la migraine, les hernies discales, les douleurs cervicales, le stress, les dépressions... En effet, une technologie appelée PEMF (Pulsed Electromagnetic Field Therapy) ou CMP (Champs Magnétiques Pulsés), consistant à pulser, avec un appareil, un champ électromagnétique de basse fréquence sur la zone à « traiter » pour influencer le comportement des cellules, est utilisée depuis de nombreuses années par certains médecins, kinésithérapeutes ou orthopédistes. En agissant directement sur nos cellules, ce procédé améliore la reconstruction osseuse, calme les douleurs et apaise les tensions du corps.

Les guérisseurs produiraient donc naturellement les mêmes effets que ces appareils sophistiqués. « *En se mettant dans un état de profonde relaxation, il met au repos son* pacemaker *cérébral, c'est-à-dire la zone du cerveau située au milieu du thalamus, qui génère des ondes d'activité électrique des neurones* », explique le Dr Thierry Janssen. Un constat qui l'amène à émettre l'hypothèse suivante : « *Les magnéto-récepteurs, autrement dit les cellules qui contiennent de la magnétite au niveau de notre glande pinéale, pourraient prendre le relais de ce* pacemaker *cérébral et vibrer en phase avec la fréquence terrestre – fréquence de Schumann – qui, elle aussi, est évaluée entre 7 et 8 hertz.* »

Depuis une quinzaine d'années, plusieurs études ont pu démontrer que le champ électromagnétique du guérisseur sur un patient, à faible distance, induit des modifications au niveau des champs énergétiques, autour du corps de la personne.

Ces interférences de champs électromagnétiques constituent-elles la clé de l'énigme ?

L'explication semble incomplète. Car plus le guérisseur s'éloigne du patient, plus la force de ces champs s'affaiblit.

Comment expliquer alors l'efficacité des guérisseurs et autres barreurs de feu à des dizaines, voire des milliers de kilomètres de la personne sur laquelle ils interviennent ?

C'est dans la physique quantique qu'on trouve un début de réponse.

## Les biophotons, messagers de la guérison ?

La physique quantique est un ensemble de théories physiques élaborées au XX$^{e}$ siècle pour décrire l'infiniment petit – atomes et particules – ainsi que certaines propriétés du rayonnement électromagnétique. Si ses lois contredisent souvent de manière radicale celles de la physique classique, elles n'infirment pas pour autant l'hypothèse des champs électromagnétiques. Elles y ajoutent simplement une dimension énergétique. Les recherches en physique quantique ont permis de démontrer que les atomes et les molécules peuvent entrer en cohérence, et démultiplier ainsi leur portée. C'est sur ce principe que fonctionne le laser : les photons, particules élémentaires qui transportent l'énergie – qu'on surnomme « morceaux » de lumière – vont se synchroniser de façon si harmonieuse qu'ils vont agir de concert comme une seule et même particule géante, multipliant – par cent millions – la portée de l'énergie.

Le physicien allemand Fritz-Albert Popp et les équipes scientifiques qui ont collaboré avec lui ont découvert cette même cohérence entre les biophotons, ces particules de lumière porteuses d'énergie émises par tous les organismes vivants – les plantes, les animaux et les êtres humains, l'ADN étant à la fois la source et le lieu de stockage de ces ondes de lumière. Nos molécules ne pouvant s'autoréguler, elles ont besoin d'un champ. En chacun de nous, l'ensemble de ces biophotons constitue un champ cohérent, porteur d'informations nécessaires à la régulation de notre métabolisme. Un champ qui dirige et coordonne les processus de développement de notre organisme. Autrement dit, chaque processus chimique dans nos cellules est initié par une émission particulière de biophotons qui se baladent de cellule en cellule, jouant un rôle d'échangeurs et de messagers. Ces ondes lumineuses pulsant dans l'organisme seraient vecteurs de la communication intra – mais aussi extra-cellulaire. Une découverte qui explique la rapidité avec laquelle nos milliards de cellules s'impliquent dans chacune de nos actions quotidiennes : penser, manger, boire, marcher, produire des hormones… Mais également comment, en synchronisant leurs biophotons, les insectes, les animaux et les plantes peuvent, à distance et en une fraction de seconde, coordonner parfaitement leurs mouvements – comme un banc de poissons, par exemple, ou un essaim d'abeilles – ou s'avertir d'un danger. Une hypothèse, parmi d'autres, pour essayer de comprendre ces effets de champs que l'on observe en physique mais aussi en biologie et en médecine.

Ce phénomène de résonance et de synchronie a déjà été observé chez l'Homme dans d'autres circonstances. Au cours d'une étude américaine appelée « Love Study », impliquant plusieurs couples, l'un des partenaires devait envoyer à distance des pensées de guérison et de compassion à son partenaire malade. Aussi incroyable que cela puisse paraître, on a constaté une corrélation significative entre l'activité physiologique de celui qui émettait ces pensées et celui qui les recevait. Sans le savoir, ce dernier réagissait instantanément. On a même observé, entre les deux partenaires, plusieurs phénomènes de synchronie entre différentes parties de leur corps : leurs ondes cérébrales, leurs rythmes cardiaques, les réponses galvaniques de leur épiderme...

Peut-il exister un transfert d'informations et d'énergies à distance, comme en sont capables certains guérisseurs qui agissent sur leurs patients dont ils sont pourtant séparés par des milliers de kilomètres, ou entre des personnes proches qui se connaissent bien ? Quel est le mécanisme de cette intercommunication ? Comment cette connexion se produit-elle ?

« *Cela suggère qu'il y a un moyen par lequel l'information est transférée et que le guérisseur, comme d'autres personnes d'ailleurs, sont capables de se connecter à quelque chose de plus grand, quelque chose qui nous dépasse, qui va véhiculer la pensée* », assure Marilyn Schlitz, chercheuse et présidente de l'Institut des sciences noétiques aux États-Unis. « *Scientifiquement*, précise le Dr Thierry Janssen, *des études nous ont permis de mieux comprendre la matière dans ses états les plus subtils. Notamment que deux photons ou biophotons jumeaux séparés peuvent continuer de communiquer. Il est intéressant de se dire que la matière, depuis la création du monde, est un grand continuum, et que ce sont ces liens qui créent le vivant. J'aime cette phrase du Professeur Linus Pauling, prix Nobel de chimie et prix Nobel de la paix, qui disait : "La vie, ce n'est pas les molécules mais les liens qui existent entre elles". Si l'on explore cette voie-là, on comprend mieux pourquoi deux individus séparés peuvent communiquer au niveau de l'intention, obtenir des effets sur la santé de l'un et de l'autre... Ces phénomènes de guérison à distance posent d'ailleurs une question très dérangeante pour l'esprit occidental : quels sont ces liens qui nous relient les uns aux autres, et qui relient tous les éléments du vivant ?* »

La physique quantique a permis de mettre en évidence ce qu'on appelle le « champ du point zéro » ou l'énergie du vide. Un échange d'énergie entre les particules subatomiques composantes de la matière de taille inférieure à celle d'un atome qui « *en s'envoyant et en recevant de l'énergie créent, le temps d'un battement de paupière, des particules virtuelles,* explique la célèbre journaliste scientifique américaine Lynne Mc Taggart. *Ce petit échange ne représente pas beaucoup d'énergie, environ un demi-watt. Mais lorsqu'on additionne toutes les particules subatomiques qui font cet échange d'énergie à travers tous les éléments de l'Univers, on arrive à une quantité d'énergie inimaginable. Ce champ d'énergie géant, nous y sommes tous connectés, même aux plus lointains confins de l'univers.* »

Les guérisseurs pourraient-ils avoir cette faculté de se connecter à cette énergie du vide pour transmettre à distance une intention de guérison ?

Après avoir observé des images des mains d'un guérisseur en action, filmées à l'aide d'une caméra ultra-perfectionnée par le psychiatre américain Gary Schwartz et sa collègue Cathy Creath, professeur d'optique, Lynne Mc Taggart compare le guérisseur à un laser : « *Les images étaient d'une clarté fulgurante. Un courant de lumière émanait des mains du guérisseur, comme s'il coulait de ses doigts. Ces praticiens sont comme un laser. Un laser produit une lumière cohérente très focalisée. Gary Schwartz a maintenant la réponse à la question qu'il se posait sur la pensée consciente : l'intention de guérir crée des ondes lumineuses*[1]. *On sait que les pensées sont une forme d'émission de biophotons, elles créent une énergie qui émane de nous en permanence,* ajoute la journaliste scientifique. *Or, qu'est-ce que l'acte de guérison dont nous parlons ? C'est essentiellement un acte de pensée, une intention de guérir. Si c'est la jambe gauche qui doit être soignée, c'est vers elle que le guérisseur va envoyer l'intention en la dirigeant de manière précise. Comme beaucoup de physiciens quantiques, je suis convaincue que les guérisseurs, dans un "hyperétat" d'intense concentration, sont capables d'exploiter ces pensées, pour en créer d'autres qui soient très cohérentes et énergisées, et de les projeter, peu importe la distance. Nous ne comprenons pas totalement ces mécanismes. Mais le modèle des biophotons nous permet de saisir que nous envoyons en permanence des instructions à l'Univers sous forme de rayonnements. Les guérisseurs, même à distance, sont, je pense, capables de rendre opérantes ces instructions en vue d'obtenir la guérison*[2]. »

Le magnétiseur Jean-Luc Bartoli confirme cette hypothèse : « *L'intention, au fond, c'est quoi ? C'est de la compassion, c'est de l'amour que tu envoies à ton prochain. Moi, je dis tout le temps : ma main c'est le prolongement de mon cœur. Les passes magnétiques ne sont que de l'habillage technique dans le sens où l'intention pourrait suffire. Et pour moi, c'est exactement ce qui explique pourquoi cela marche à distance.* »

---

1. Lynne Mc Taggart, *La Science de l'intention*, Québec, Ariane, 2008.
2. Interview INREES, magazine *Inexploré* n° 15, juillet-septembre 2012.

Nombreux sont les guérisseurs, en particulier les barreurs de feu, qui utilisent des prières pour soulager leurs patients à distance. Un article, paru le 8 octobre 2001 dans le magazine *Le Quotidien du médecin*, a fait état d'une expérience scientifique, réalisée en double aveugle par des chercheurs de la Columbia University de New York, pour tester l'efficacité de la prière dans le processus de guérison. Cent soixante-neuf femmes coréennes, âgées de 26 à 46 ans, ont été traitées pour infertilité au Cha Général Hospital de Séoul, par fécondation *in vitro*, avec transfert d'embryon. Pendant trois semaines, la moitié d'entre elles a bénéficié de prières collectives, c'est-à-dire d'une intention de guérir en provenance de différents coins du monde, Canada, Australie et États-Unis. Pour éliminer tout effet de croyance ou d'attente qui biaiserait l'étude, ces femmes, comme leur entourage, n'avaient pas été informées de l'expérience. Résultat : un taux de grossesse multiplié par deux chez les femmes ayant bénéficié des prières (50) par rapport à celles de l'autre groupe (26) pourtant, en tout point, similaire. Si cette différence s'avère significative, les chercheurs qui ont mené l'étude, n'ayant pas trouvé d'explication rationnelle, se sont contentés de relater l'expérience. Mais finalement, qu'est-ce qu'une prière ? Il s'agit bien d'une pensée positive, d'une pieuse intention, d'une énergie rayonnante envoyée vers une autre personne ou à l'Univers.

Si la force de la pensée du guérisseur et ses prières créent des ondes lumineuses qui entrent en cohérence avec celles du patient, peut-on considérer que techniquement ces biophotons soient les messagers de la guérison et que l'intention de guérir soit comme une flèche informative capable de parcourir de longues distances pour agir sur les cellules et le champ énergétique du patient ?

« *Je pense que la guérison est une sorte d'accord biologique entre celui qui soigne et celui qui est soigné,* répond la journaliste scientifique Lynne Mc Taggart. *Ce dernier joue un rôle important. Il n'est pas rare que le guérisseur ne fasse que donner au patient la permission de se guérir lui-même. Il y a une réorganisation d'information chez celui qui guérit. C'est un arrangement complexe entre les deux, plus compliqué qu'un simple transfert d'énergie de A vers B. C'est un dialogue entre A et B, qui change la relation de l'un à l'autre. Un dialogue qui se passerait au niveau quantique, c'est-à-dire entre les biophotons de A et de B. Il y a le même problème de représentation avec la télépathie. En fait, c'est beaucoup plus complexe que de dire : "Je vous envoie une pensée et vous la recevez". Il est plus juste de parler de deux personnes qui se connectent à la même longueur d'onde, sur la même fréquence vibratoire, et sont changées par elle. On peut dire la même chose de la guérison. Je pense que le guérisseur se met dans un état de résonance cellulaire avec son patient. Il va fusionner avec son sujet et avec le champ pour se fondre avec quelque chose de bien plus grand que lui et trouver une sensation d'unité. Pensons à ce qui se passe entre deux particules au niveau subatomique : elles ne sont pas deux entités séparées, à l'image de deux petites balles. Ce sont des paquets vibrants d'énergie et d'information, qui sont en commerce permanent, échangeant entre elles des informations qui les modifient l'une et l'autre à chaque instant. C'est une relation dynamique continuelle. C'est ainsi que nous fonctionnons tous. Lorsque nous tombons malades, l'information qui est envoyée au corps n'est plus cohérente. La relation avec le guérisseur est alors comme un rappel, ou une reprogrammation. Cette discussion pourrait intervenir au niveau des biophotons. Je pense que c'est là que ce dialogue a lieu.* »

À sa réflexion, Lynne Mc Taggart ajoute une hypothèse quantique qui pourrait bien bouleverser notre rapport au monde et notre regard sur l'autre : « *Nous devons nous concevoir nous-mêmes comme autre chose qu'un ensemble d'éléments solides. Je ne suis pas seulement un paquet de cellules différent du vôtre. À un niveau quantique, nous sommes, vous et moi, comme des petits nœuds sur la même corde, nous faisons partie d'un immense champ d'énergie auquel nous sommes tous reliés : c'est cela, la réalité qui nous englobe. Nous envoyons en permanence de l'information à ce champ. Et c'est aussi par ce moyen que nous pouvons recueillir de l'information. C'est un réseau géant. Vous pouvez comprendre la guérison sans le champ, seulement si vous vous y intéressez au niveau local. Mais la guérison à distance est incompréhensible sans cela. Parce que ce champ est le réservoir de l'information et c'est ce qui explique que nous pouvons avoir accès à cette information n'importe où*[1]. »

Ce que des siècles de vision mécaniste nous ont appris à considérer comme irrationnel serait en train de devenir parfaitement plausible dans le monde quantique ! Nous nagerions donc dans un gigantesque champ d'énergie dont nous faisons partie intégrante et par lequel nous pourrions recevoir et envoyer de l'information, comme l'intention de guérir ou d'être guéri.

Cette idée fait justement résonance avec la manière dont les guérisseurs eux-mêmes tentent d'expliquer leur action : « *Je ne me perçois pas comme une source d'énergie*

---

1. *Ibid.*

*mais plutôt comme un relais, un canal par lequel une énergie peut s'écouler*, a coutume de dire Jean-Luc Bartoli. *Cette énergie que je transmets ne m'appartient pas. Elle est universelle. C'est l'énergie qui nous entoure. Celle qui permet aux arbres de grandir, aux fleurs de pousser, aux animaux de vivre et à la Terre de respirer.* »

« *On entre dans une nouvelle ère* », assure le biologiste et oncologue canadien Bernard Grad, connu pour ses nombreuses études sur les modifications que des guérisseurs pouvaient engendrer, notamment sur des bactéries, des levures, des souris et des rats de laboratoire. « *De l'ère de la chimie et de la biochimie, on entre dans celle de la physique et de la biophysique. Tous les guérisseurs disent transmettre une énergie qu'ils captent dans l'air ambiant et redistribuent à leurs patients. En quoi cela nous étonne-t-il à ce point ? La radio émet des sons, constamment, véhiculés par des ondes invisibles et impalpables. Pourquoi l'être humain ne serait-il pas capable d'en faire autant alors qu'il irradie en permanence*[1] *?* »

Si le terme « quantique » – quelque peu mystérieux – est récemment apparu en Occident pour qualifier ces thérapies énergétiques non conventionnelles, dont les manifestations de guérisons ne trouvent aucune explication rationnelle, sinon par un effet quantique, peut-on toutefois vraiment parler d'une « médecine quantique » ?

« *Si on constate que des rapports embryonnaires commencent à voir le jour entre biologie et physique quantique, ce n'est pas encore le cas de la médecine scientifique*, constate Claude Berghmans, docteur en psychologie. *Par conséquent, il est encore trop tôt pour conclure à une médecine quantique*

---

1. *Les Guérisseurs, la foi, la science !*, film documentaire de Jean-Yves Bilien, DVD, 2008.

*proposant des modèles théoriques précis et validés expérimentalement. Cette prudence ne doit pas pour autant remettre en question les expériences réussies de guérisons énergétiques qui peuvent dans certains cas exister autour de nous et qui pourraient s'expliquer par la grille de lecture quantique, ou peut-être par une autre*[1]. »

1. Claude Berghmans, Jean-Louis Torres, *Santé et spiritualité : un pont thérapeutique*, Paris, InterEditions, 2012.

# Théorisation de la pratique du guérisseur et des champs d'énergie

## Les bases d'une médecine spirituelle et holistique

Contrairement à l'Âyurveda ou à la médecine traditionnelle chinoise, qui reposent sur un large corpus de connaissances, les guérisseurs ne revendiquent aucun attachement à une tradition particulière. Leur savoir est empirique. La plupart n'ont jamais appris à guérir. Ils disent avoir développé un don dont ils ont hérité, qu'on leur a transmis ou qu'ils ont découvert par accident, souvent dans des circonstances étranges.

Toutefois, même dans notre société occidentale, certains praticiens ont commencé à théoriser leurs techniques. Et à les enseigner. C'est le cas, par exemple, de Dolores Krieger. Infirmière et professeur à l'Université de New York, elle crée au début des années 1970, avec son amie guérisseuse et mentor, Dora Kunz, une méthode énergétique appelée « le toucher thérapeutique » – bien que les mains restent à quelques centimètres du corps du patient –, élaborée selon une interprétation contemporaine de diverses pratiques ancestrales qu'elles fondent sur une recherche scientifique rigoureuse, en collaborant avec des médecins spécialistes en allergie, en immunologie et en neuropsychiatrie ainsi qu'avec des chercheurs comme le biochimiste Bernard Grad. Approuvé par de nombreuses associations d'infirmières américaines et canadiennes, cette technique est désormais appliquée dans de très nombreux hôpitaux – une cinquantaine rien qu'aux États-Unis –, et enseignée dans une soixantaine d'institutions américaines. Si en France le personnel médical commence à s'y intéresser, déjà plus de 200 000 personnes, réparties dans cent quatre pays à travers le monde, auraient acquis les bases du toucher thérapeutique.

Barbara Ann Brennan a, elle aussi, souhaité construire un cadre théorique à sa pratique. Guérisseuse et fondatrice d'une école qui porte son nom – aux États-Unis, en Autriche et au Japon –, cette ancienne physicienne de la NASA a publié, en 1993, un ouvrage[1] très complet, dans lequel elle rassemble ses connaissances, ses réflexions, ses études et ses expériences. Devenu un best-seller traduit en vingt-deux langues, ce livre est aujourd'hui considéré comme une référence par tous ceux qui s'intéressent aux énergies et au travail du guérisseur. Par sa capacité à expliquer la perception visuelle, auditive, kinesthésique du guérisseur, elle pose, dans cet ouvrage, les bases d'une médecine spirituelle et holistique.

## Champ d'énergie universelle, champ d'énergie humaine

Selon les explications de Barbara Ann Brennan, ce champ d'énergie du vide dont parle la physique

1. Barbara Ann Brennan, *Le Pouvoir bénéfique des mains*, Paris, Tchou, 1993.

quantique – appelé aussi champ d'énergie universelle ou bioplasma – sature l'espace, les objets – animés et inanimés – et les relie les uns aux autres. Il est inépuisable, « *toujours plein, telle une corne d'abondance, peu importe l'énergie que l'on y puise* », et alimente le champ d'énergie humaine. Toujours selon la guérisseuse américaine, ce champ d'énergie humaine est une des nombreuses manifestations de l'énergie universelle auquel il appartient. Tous les êtres humains posséderaient un champ d'énergie qu'elle décrit comme « *une aura, un corps lumineux qui enveloppe le corps physique* ». Comme le souligne le chercheur canadien John White, quatre-vingt-dix-sept cultures dans le monde font allusion à ce phénomène aurique[1]. Si l'équipe de Konstantin Korotkov, docteur en électronique physique et en ingénierie médicale à l'Université de médecine de Saint-Pétersbourg, en Russie, est parvenue à mesurer le champ d'énergie humaine grâce à une technique de bioélectrographie, l'Occident continue de ne pas tenir compte de son existence.

Se fondant sur leurs observations, certains spécialistes de la question, parmi lesquels Barbara Ann Brennan, ont même modélisé cette aura, la divisant en plusieurs couches successives, appelés « corps subtils », qui s'interpénètrent et se superposent. « *Chaque couche, recouvrant l'autre, est d'une substance plus ténue que la précédente, et ses vibrations plus élevées que celles du corps qu'elle entoure et interpénètre*, précise Barbara Ann Brennan. *Ces couches structurées contiennent toutes les informations du corps physique, y compris les organes, les vaisseaux sanguins... et*

1. John White, *Future Science : Life Energies and the Physics of Paranormal Phenomena*, Massachusetts, Anchor Press, 1997.

*d'autres informations que le corps physique ne contient pas. Il s'agit d'une version expansive de notre moi.* » Il existerait au moins sept corps énergétiques correspondant chacun à un chakra dont les noms varient selon les praticiens : le corps éthérique, émotionnel, mental, astral, spirituel, céleste, kéthérique... Autant d'appellations permettant de matérialiser ces corps subtils.

## Les guérisseurs « dialoguent » avec les corps énergétiques

Tous les guérisseurs, par leur ressenti, disent être capables de détecter, dans leurs mains, ces corps énergétiques invisibles, parfois même de les percevoir. Barbara Ann Brennan nous fait part de ses observations : « *Pour percevoir chaque couche, il faut élever son niveau de conscience à une fréquence supérieure. Au début, je ne voyais que les couches inférieures, plus denses et plus faciles à repérer. Mais plus je travaillais, plus j'en percevais. Toutes ces couches sont très structurées, comme des ondes de lumière statiques. Il y a aussi des couches intermédiaires qui paraissent composées de fluides colorés constamment mouvants, qui s'écoulent à travers la forme construite par les ondes lumineuses, scintillantes et fixes. Ce champ d'énergie humaine est intimement lié à la santé et au bien-être. Si une personne est en mauvaise santé, le flux d'énergie de son champ est déséquilibré ou la couleur de l'énergie stagnante est assombrie, parfois les deux.* »

Ces différents corps subtils contiendraient toute l'information relative à chaque individu. Son organisme, son esprit, sa mémoire, son vécu.

En percevant cette enveloppe bioplasmique, les guérisseurs auraient accès à des données invisibles. Comme s'ils scannaient les corps. Cette capacité leur permettrait de déceler des dysfonctionnements qui ne se sont pas encore physiquement manifestés, mais aussi de ressentir d'anciens traumatismes du passé, inscrits dans le corps énergétique. Comme l'affirme le Dr Alain Cassourra, médecin ostéopathe et thérapeute énergéticien, « *l'énergie, c'est de l'information en mouvement. L'ostéopathie m'a appris qu'on pouvait avoir accès à ces données, engrammées et lisibles dans le corps, par le toucher. À force de travail, cet invisible devient accessible. Le corps parle. Il détient des mémoires du passé qu'on peut percevoir, parfois même dater. C'est comme la dégustation du vin. Le jour où on commence à s'intéresser aux saveurs, on rentre progressivement dans un monde où on commence à déceler des parfums, des goûts, des notes subtiles, tout un tas d'informations qui s'avèrent totalement abstraites et incompréhensibles pour celui qui ne boit du vin qu'en simple amateur. C'est pareil avec la musique, c'est pareil avec tous les sens. Plus on va chercher à aiguiser un sens, plus on va percevoir des choses dont on ne soupçonnait pas l'existence avant !* »

Cette faculté extraordinaire de percer à jour les dysfonctionnements du corps à l'état embryonnaire est pour le moins troublante. Plus étonnant encore, ce « don » permet parfois de dépister prématurément une maladie grave, et de la traiter rapidement.

## Des traumatismes psychologiques inscrits dans le corps énergétique

Françoise se rend chez Alain Cassourra pour un problème chronique de thyroïde et un ulcère à l'estomac. À peine le médecin ostéopathe et énergéticien commence-t-il à l'ausculter qu'il lui lance : « *Vous avez eu dans votre vie deux chocs émotionnels très violents. L'un quand vous étiez adolescente, l'autre quand vous aviez environ trente ans.* » Françoise ne croit pas vraiment aux énergies, elle est là juste parce que sa fille l'a incitée à venir, mais cette réflexion la trouble profondément. « *Mon petit frère est décédé quand j'avais 14 ans*, confie-t-elle. *Et mon père, à son tour, est parti quand j'avais 29 ans et huit mois. Je ne sais pas comment il sait tout cela, c'est incroyable !* »

« *Quand on a été victime d'un accident, même de longue date, que l'on a vécu un événement psychologiquement traumatisant, le corps s'en souvient*, explique Alain Cassourra. *Car il a une conscience et une mémoire propres. Sous mes doigts, il exprime son histoire, me transmet des informations, et me donne, tout comme le verbe, les clés de la guérison.* »

## Certains chocs physiques aussi

Jean-Luc Bartoli a récemment reçu une lettre, celle d'une femme médecin, venue avec son époux quelques semaines plus tôt. Elle écrit : « *Mon mari, très éloigné de toute considération non scientifiquement démontrée, venait de se décider, sous ma pression, à pousser la porte du cabinet d'un magnétiseur, persuadé qu'il n'en ressortirait rien de convaincant. (...) À peine quittait-il la salle d'attente pour pénétrer dans le cabinet que Jean-Luc lui annonça qu'il avait certainement fait un coma, à la suite d'un choc par la gauche. Je garderai toujours à l'esprit le regard à la fois médusé et interrogateur de mon mari, partagé entre méfiance et incrédulité, convaincu qu'il était la proie d'un traquenard. Je sais maintenant, car nous en avons parlé depuis, que mon regard tout aussi stupéfait l'avait rapidement ramené à des réflexions plus pragmatiques. Nous faisons front face à Jean-Luc. "D'accord, vous énoncez des choses qui sont peut-être vraies, mais quelles preuves avons-nous que ce que vous dites est vraiment la vérité, et comment avez-vous pu le savoir ?". C'est à ce moment que j'ai pu mesurer toute l'incohérence et la psychorigidité de nos propos scientifiques, professionnels de santé, enseignants universitaires de surcroît. Quelle belle tartine de diplômes pour s'empêcher de façon très scientifique d'ouvrir une petite porte sur l'inconnu, le non-scientifiquement prouvé. Quelles preuves avions-nous de ce qu'avançait Jean-Luc ? Tout simplement, la réalité d'un accident de voiture survenu vingt ans plus tôt, suivi de neuf jours de coma à la suite d'un choc par la gauche (...)* » Pour le magnétiseur, l'explication est simple : « *Lors de chocs suivis de coma, le corps physique et le corps énergétique se séparent, ce dernier se déplaçant du côté opposé au choc. C'est tout de suite ce que j'ai vu chez ce monsieur*[1]. »

1. Jean-Luc Bartoli, Françoise Perriot, *Se guérir entre les mains d'un magnétiseur*, Paris, Le Courrier du Livre, 2010.

## Des pathologies détectées par les mains du guérisseur

Depuis quelques semaines, Martine est fatiguée, stressée, lasse. Chaque fois qu'elle sent une baisse de régime, elle prend rendez-vous chez Jean-Jacques Boucharlat. La séance commence. Instinctivement, les mains du magnétiseur se posent immédiatement sur la gorge de la patiente. « *J'ai tout de suite eu, dans les mains, des sensations de picotements et des changements de température, révélant un dysfonctionnement. Je lui ai dit : "Madame, je pense que vous avez un problème de thyroïde. Vous devriez aller voir votre médecin pour vérifier tout ça".* » Martine consulte son généraliste et réclame une prise de sang. Bilan : son taux de TSH – hormone produite par l'hypophyse qui régule la thyroïde – a augmenté. Le magnétiseur avait raison. Avant d'entamer tout traitement – « *je ne suis pas du tout médicaments* », précise-t-elle –, Martine préfère essayer de régler le problème avec Jean-Jacques Boucharlat. « *En deux mois et trois séances, mon taux de TSH est redescendu, et je me suis sentie revivre. C'était il y a deux ans. Depuis, je n'ai plus jamais eu de dérèglement de thyroïde !* »

Marie-France consulte elle aussi régulièrement Jean-Jacques Boucharlat, souvent pour des problèmes de vésicule biliaire, qu'il parvient à lui vider totalement par imposition des mains, évitant ainsi l'inflammation. Ce soir-là, elle prend rendez-vous pour de simples maux de tête. Le magnétiseur fait glisser progressivement ses doigts le long de son corps pour « *rééquilibrer ses énergies* ». En remontant sur sa poitrine, il s'arrête net. « *Je sens quelque chose au sein gauche,* dit-il, *je te conseille d'aller faire une mammographie.* » Marie-France ne s'attend pas à une telle nouvelle. Elle se presse chez son médecin traitant pour obtenir au plus vite une ordonnance. Le ressenti de Jean-Jacques Boucharlat est une fois de plus confirmé : on lui découvre un kyste au sein gauche d'une taille assez importante. Accordant au magnétiseur de Clermont-Ferrand la plus grande confiance, elle décide d'essayer d'abord de s'en débarrasser avec lui. « *Les mammographies de contrôle l'attestent : en quatre séances, le kyste a complètement disparu.* »

## Dépistage intuitif du cancer

Josiane se plaignait de douleurs aux lombaires et de problèmes digestifs. Personne n'avait envisagé que ces symptômes présageaient d'une maladie. Personne, à part Jean-Luc Bartoli. Elle se souvient : « *En janvier 1999, je suis partie en voyage en Thaïlande. Mon séjour s'est déroulé très péniblement. J'étais épuisée. Un rendez-vous est programmé chez le magnétiseur à mon retour, ce qui tombait bien, car mon état de santé se dégradait et je ressentais une grande fatigue. En me magnétisant, Jean-Luc Bartoli me dit : "Je ne peux rien pour toi. Consulte rapidement ton médecin et exige une échographie sur le côté droit, au niveau de la vésicule. Ne traîne surtout pas".* » Bien que sceptique, Josiane demande une échographie à son médecin, étonné par cette demande si soudaine. Sur les clichés, on observe, en apparence, un kyste sur le rein droit. L'examen est complété par un scanner en urgence. Bilan : un début de cancer du rein. Elle est immédiatement opérée. « *Le chirurgien a été très surpris que la tumeur soit décelée à ce stade premier. Cela n'arrive que très rarement, ce qui est regrettable, car avec ce genre de cancer, il est préférable d'agir vite. Grâce au travail de Jean-Luc Bartoli, la maladie a été traitée avant même qu'elle ne se développe.* »

Des témoignages comme celui-ci, Jean-Luc Bartoli n'en manque pas. « *Une autre fois*, raconte-t-il, *une femme qui avait pris rendez-vous pour elle entre dans mon cabinet avec son mari. Immédiatement, je m'adresse à lui : "Vous souffrez beaucoup de l'estomac", lui dis-je. Le mari me regarde les yeux ronds, sans piper mot. Je lui demande alors : "Quel est le gastro-entérologue qui vous prend en charge" ?* » *Les deux époux demeurent interloqués. Ils devaient se demander qui était ce guérisseur qui se trompe de malade ! Je comprends soudain ma méprise, mais je ne me démonte pas. Lorsque je perçois quelque chose qui, pour moi, se voit comme un nez rouge en plein milieu de la figure, je l'exprime. J'insiste : "Monsieur ne souffre pas de l'estomac ? – Cela fait dix ans que mon mari s'en plaint, me répond son épouse, et cela fait dix ans que le médecin lui prescrit des médicaments pour calmer ses douleurs". J'explique au couple que j'ai ressenti chez le monsieur une grosse perturbation au niveau de l'estomac ; qu'en tant que magnétiseur je ne peux rien faire pour lui mais qu'il serait souhaitable de prendre rendez-vous chez un spécialiste pour des examens complémentaires. Quelques semaines plus tard, la femme me téléphone pour m'annoncer que j'ai vu juste, et qu'après avoir effectué des examens approfondis, son mari entamait en urgence un traitement de chimiothérapie. Il est décédé six mois plus tard.* »

## Un cancer évité grâce à l'intuition du guérisseur

À 73 ans, Alain n'avait pas à se plaindre de sa santé. À part quelques douleurs aux genoux qu'il réussit à soulager chez Dominique Mounié, guérisseur depuis plus de vingt ans. Une activité qu'il pratique gratuitement pour, dit-il, « *juste aider les gens* ». Son vrai métier, celui qui le fait vivre, c'est radiesthésiste. Lui préfère dire « géopraticien ». Dominique Mounié explique qu'il intervient sur différents lieux – habitations, entreprises, boutiques, exploitations agricoles... – pour harmoniser les lieux en rééquilibrant les champs électromagnétiques terrestres qui peuvent parfois, dans certaines circonstances, engendrer des problèmes de santé sur les êtres vivants. « *La clé du guérisseur et du radiesthésiste est la même, elle se trouve dans l'énergie, cette forme d'intelligence, cette conscience qui nous entoure. Sauf qu'au lieu de soigner les gens quand ils sont malades, mon travail consiste à intervenir le plus en amont possible, c'est-à-dire à soigner d'abord l'énergie d'un lieu qui, si elle n'est pas rééquilibrée, peut entraîner, à long terme, chez ses occupants, des douleurs articulaires, des états de grande fatigue, des insomnies à répétition, de graves dépressions, voire des cancers, des scléroses en plaques et bien d'autres tristesses...* »

Dans sa maison de Haute-Garonne, ce Midipyrénéen à la verve chantante magnétise, reboute et barre le feu chez lui, dans un coin du salon. « *Beaucoup de paysans, des agriculteurs, des éleveurs* », précise-t-il. À l'entrée, une petite boîte où chacun sait qu'il peut mettre ce qu'il veut, selon ses moyens. « *Je suis souvent rétribué en nature :*

*du miel, un poulet, de l'huile d'olive… C'est normal, on est à la campagne ici !* » Son père et sa grand-mère savaient eux aussi couper le feu par des prières qu'ils lui ont transmises. Tout le reste, il dit l'avoir appris intuitivement ou « *la nuit, en dormant* ». « *Il y a parfois des choses que je n'ai jamais soignées. Dans mes rêves, on me donne la solution. Je ne sais pas comment ni pourquoi, mais j'ai toujours cette impression d'être guidé.* »

Bien souvent, le guérisseur de Haute-Garonne perçoit les maux par des changements de température dans les mains, des informations qui lui viennent de « *je-ne-sais-où* » ou « *des visualisations, comme des images qui défilent sur un écran de cinéma qui me permettent de voir certains problèmes internes comme si j'entrais dans le corps de la personne.* » Un jour, Dominique Mounié dit à son patient : « *Tu devrais aller faire une coloscopie.* » Connaissant l'intuition du praticien, Alain s'exécute. « *Je sais qu'il est sincère quand il dit quelque chose, que ce ne sont pas des paroles en l'air, alors je l'ai écouté !* », raconte-t-il. On lui décèle deux polypes qu'il faut vite retirer avant qu'ils ne se cancérisent. Alain a été opéré il y a deux ans. Aujourd'hui, il est tiré d'affaire. « *Aucune douleur abdominale ne m'avait alerté que j'avais ce problème au côlon. Comment mon médecin aurait-il pu le savoir ? Comment moi-même aurais-je pu le deviner ? C'est fantastique d'avoir ce sixième sens !* »

# Les guérisseurs et l'extraordinaire

## Guidés par « quelque chose »

On estime, entre huit mille et dix mille le nombre de guérisseurs en France. Un chiffre discutable, puisque la plupart d'entre eux n'ont pas de cabinet, ne sont pas répertoriés – travaillant chez eux de manière non officielle, parfois uniquement par téléphone –, et exercent bien souvent une autre profession en parallèle. Selon Jean-Yves Bilien, réalisateur de deux films précurseurs, *Les Guérisseurs, la foi, la science !*, et *Guérisseurs de l'impossible*, spécialiste du sujet depuis plus de dix ans, il existerait, en réalité, dans notre pays, « *sûrement un guérisseur par commune, soit près de quarante mille* ».

La majorité d'entre eux disent être incapables d'expliquer rationnellement ce qu'ils font vraiment durant une séance : ils effectuent des gestes, soufflent, récitent parfois des prières, sentent des irrégularités dans leurs mains et reçoivent des informations, mais ils ne savent ni pourquoi, ni comment.

« *Dans ce genre de travail*, explique le physicien James Oschman, *ce qui importe est de ne pas penser. Il faut savoir déconnecter son esprit rationnel. Passer ses mains sur le corps d'une personne et réussir à trouver ce qui est perturbé n'est ni un processus intellectuel, ni le fruit d'un raisonnement neurologique. Il faut se laisser aller à une autre forme de sensation et se laisser guider. Et lorsqu'on se laisse guider, on obtient souvent la bonne réponse.* »

Pour guérir, ne pas penser, ne pas réfléchir. Cette notion s'avère difficile à concevoir, car elle est totalement opposée à notre conception de la médecine qui, elle, se base sur des années d'études. Comment être capable de guérir et de déceler des pathologies sans n'avoir rien appris ? Il semblerait, d'après James Oschman mais également tous les guérisseurs, qu'ils apprennent, mais de façon intuitive, en se laissant guider. Auteur de plusieurs livres sur le sujet, Alexandre Grigoriantz a côtoyé près d'une cinquantaine de guérisseurs. Il confirme : *« Ils sont conscients que ces pouvoirs ne leur appartiennent pas vraiment. Tous m'ont confié avoir le sentiment étrange d'être guidés, obéissant à des forces, à une intelligence qui les dépasse*[1]. »

Mais guidé par qui ? Par quoi ?

Certains guérisseurs très croyants, comme René Blanc, affirment à travers leurs prières bénéficier de l'aide de Dieu ou de saints. D'autres disent être guidés par une entité spirituelle. Comme Barbara Ann Brennan, qui avoue converser avec un guide qu'elle appelle Heyoan, une vieille âme originaire du Kenya, dont le nom signifierait « *le vent qui souffle la vérité à travers les siècles* ». Ou comme Jean-Jacques Boucharlat, qui confie sentir quotidiennement la présence de son père à travers un cadre photo qui craque bruyamment durant

1. Alexandre Grigoriantz, *Rencontres avec des guérisseurs remarquables*, Alphée, 2010.

les séances. D'autres, comme Élisabeth Messina, Dominique Mounié, Jean-Luc Bartoli ou Bernard Devingt se disent, eux aussi, inspirés par « *quelque chose* » qui leur semble extérieur à eux-mêmes, mais ils ne savent pas véritablement en déterminer la nature. *« Nul n'a besoin d'avoir un esprit religieux pour percevoir que quelque chose de plus grand, de plus mystérieux, de plus inexplicable nous entoure,* déclare Jean-Luc Bartoli. *Je n'aime pas le terme médium, mais c'est vrai que parfois on peut avoir l'impression de communiquer avec quelqu'un. Récemment, j'ai reçu une petite mamie pour une sciatique après une chute de vélo. Elle s'allonge sur la table de soins. Au moment où je m'apprête à lui prendre la jambe, j'entends clairement, comme si quelqu'un se trouvait derrière moi : "prothèse de hanche". Comme je reste rationnel, je me dis que je suis sûrement en train de me parler à moi-même. Je continue mon travail, et là j'entends : "On t'a dit qu'elle avait une prothèse de hanche à droite" ! Je pose alors la question à la dame... qui me confirme qu'elle a bien une prothèse de hanche, à droite. J'étais interloqué ! Elle ne s'est rendu compte de rien, mais ce jour-là, dans ma tête, il s'est passé quelque chose. Je ne sais pas l'expliquer.* »

## Des destins hors du commun

À ces témoignages extraordinaires viennent s'ajouter des histoires de vie. À moins d'en avoir hérité comme René Blanc ou Jean-Jacques Boucharlat, tous ont un mythe personnel à raconter sur la manière dont ils ont découvert leur don, et sur le chemin qu'ils ont parcouru avant de le mettre au service des autres. Comme si cette capacité s'était imposée à eux. Un parcours initiatique jalonné de signes du destin, parfois accompagné, disent-ils, d'une révélation extérieure qui leur confère une légitimité parce qu'ils seraient connectés à plus grand qu'eux. Aux mystères de la vie. À ce que certains appellent l'Univers, d'autres, Dieu.

Dominique Mounié s'est toujours intéressé aux énergies et au magnétisme. Petit, il soulageait déjà ses amis et les animaux en imposant ses mains. Mais c'est artiste qu'il veut devenir. Dominique devient pianiste et marionnettiste professionnel. Il court les clubs de jazz, délaissant ce don inné qu'il considère accessoire. Mais « *la vie a forcé les choses* », dit-il. Chaque fois qu'il a voulu ignorer ses capacités de guérisseur et de radiesthésiste pour poursuivre sa carrière artistique, une tuile lui tombait dessus. « *J'avais la sensation qu'on me mettait sans cesse des bâtons dans les roues. Je ramais. J'ai eu des problèmes de santé, je me suis retrouvé ruiné... J'ai même été privé de mes mains. Un problème de canal carpien. Chaque fois que je jouais, elles gonflaient, bleuissaient. J'ai été obligé pendant plusieurs années d'arrêter complètement les concerts. À 33 ans, je me suis réellement mis à aider les autres, et tout à coup, comme par enchantement, tous mes problèmes se sont envolés. Dès que j'ai accepté d'emprunter cette voie, tout est devenu plus fluide. Comme si la vie me faisait comprendre que j'étais maintenant à ma place.* »

Pour Bernard Devingt, c'est une étrange révélation qui, un jour, a bouleversé sa vie. Il y a vingt ans, l'univers du magnétisme lui était « *totalement étranger* ». À l'époque, il chapeaute les équipes d'une entreprise de sécurité pour des boîtes de nuit et la Française des jeux quand un employé qu'il a pris sous son aile « *parce qu'il avait des difficultés familiales* » décide d'aller consulter une médium. « *Cette femme lui a parlé de moi et a demandé à me rencontrer,* se souvient-il. *La conversation est enregistrée sur cassette. Je l'écoute, abasourdi, et décide, par curiosité, de lui rendre visite. Lors de l'entretien, elle me donne de nombreux détails sur mon passé que personne, pas même ce jeune employé, ne pouvait connaître. J'étais stupéfait. Puis, elle m'a affirmé que j'avais un don que je devais développer.* » Cette déclaration fait écho en lui. Comme un catalyseur. Bernard Devingt se familiarise d'abord avec le pendule et la radiesthésie avant de faire la connaissance d'un magnétiseur qui lui « *mettra le pied à l'étrier* ». « *Le début,* dit-il, *d'un long cheminement.* »

Élisabeth Messina était chef de produit pour un laboratoire pharmaceutique. Le destin de la « business woman » bascule le jour où elle décide d'aller consulter un magnétiseur pour un problème de fatigue chronique. « *Avec une grand-mère rebouteuse, j'étais déjà un peu ouverte sur les médecines douces* », précise-t-elle. Le praticien impose ses mains sur elle, et ressent qu'elle possède, elle aussi, ce don. La jeune femme, alors âgée de 27 ans, s'en amuse et commence à jouer avec ses mains sur sa famille et ses amis. Si elle crée, entre-temps, avec son mari, une entreprise de produits pour blocs opératoires dentaires qui tourne encore aujourd'hui à plein régime, Élisabeth Messina éprouve « *de plus en plus, le besoin irrépressible de se consacrer au bien-être d'autrui. J'ai toujours été très sensible à la douleur des autres, mais progressivement, je me suis mise à percevoir les pathologies des gens. Dans la rue, au centre commercial, au bureau, partout… Je savais où se situaient leurs maux, comme sur une radiographie, et je les ressentais dans tout mon corps. Ces perceptions devenaient de plus en plus récurrentes et me dérangeaient presque car je ne les contrôlais pas encore. Jusqu'à ce que je prenne conscience de la voie à suivre.* »

Jean-Luc Bartoli a lui aussi découvert ce don un peu « *par hasard* », bien qu'il présentât déjà, dès son plus jeune âge, de grandes prédispositions. Gamin de la campagne en Seine-et-Marne, il rêve, comme son grand-père, de devenir pompier, dont il admire, « *non pas l'uniforme mais le dévouement* ». À 9 ans, dans la cour de récré, un camarade s'évanouit. Sans expliquer son geste, il se penche sur l'enfant et pose ses mains sur sa poitrine. Le camarade reprend immédiatement conscience. Bien que surpris, il n'y prête guère attention, persuadé que tout le monde est capable d'en faire autant. À 16 ans, il obtient sa ceinture noire de judo. Lors d'un entraînement, un copain fait une chute sur le bras. Sans savoir comment, le jeune Bartoli lui remet son membre déboîté. Aux urgences, le chirurgien orthopédiste qui examine le judoka blessé s'exclame : « *Je ne sais pas qui vous a remis le bras, mais en tout cas, le collègue a fait du beau travail. On n'aura pas besoin de vous opérer.* » Une première expérience de reboutement. À 20 ans, il devient gestionnaire des équipements de Mirages II à l'usine Dassault, et membre de l'équipe de sécurité et d'intervention en piste et premiers secours. Pompier de l'air, son rêve d'enfant. Quelques années plus tard, en 1991, il crée avec sa femme Anne-Marie, infirmière originaire de Bretagne, un centre de remise en forme. De plus en plus de clients se confient à lui. Jean-Luc Bartoli écoute les troubles de l'âme, remet les corps en place et impose ses mains pour calmer diverses douleurs. Le bouche-à-oreille lui amène un nouveau type de clientèle. Il prend enfin conscience qu'il a cette aptitude innée à soulager les maux, mais souhaite l'asseoir avec une formation en naturopathie avant de revendre son centre pour s'installer en tant que magnétiseur à plein-temps. Au même moment, une vieille voisine, qui pratique l'écriture automatique avec son fils défunt, viendra conforter ce choix. Elle lui parle de sa famille, de sa vie, avec des détails que personne ne pouvait connaître. Et lui prédit que ses perceptions s'affûteraient avec les années et que les gens du monde entier viendraient le voir pour lui demander de l'aide.

Ces guérisseurs semblent avoir des destins tout tracés. Est-ce finalement cela qu'on appelle une « vocation » ?

# La collaboration médecins et guérisseurs

## Le guérisseur reconnaît le rôle indispensable du médecin

Que peuvent guérir les guérisseurs ? « *Rien.* » La réponse de Jean-Luc Bartoli a de quoi surprendre. Pourtant, la plupart des guérisseurs sont unanimes : ce ne sont pas eux qui soignent le malade, mais le malade qui se guérit lui-même par l'énergie qu'ils transmettent. La guérison n'est donc pas systématique car elle dépend des ressources intérieures de chaque individu. Tous les vrais guérisseurs insistent d'ailleurs sur le fait qu'ils ne guérissent pas tout. « *Prétendre le contraire serait une honte !* s'exclame le magnétiseur de Saint-Brieuc. *C'est donner de faux espoirs à des gens déjà fragilisés par la maladie. Une bonne fois pour toutes : le guérisseur ne guérit pas les pathologies lourdes et lésionnelles – la maladie de Parkinson, le cancer, la sclérose en plaques, la maladie d'Alzheimer, la schizophrénie, et certaines maladies auto-immunes. Je ne nie pas qu'il ne se passe pas parfois quelque chose d'étonnant, de "miraculeux", des régressions, des rémissions, mais il faut être circonspect car ce ne sont que des cas extrêmement rares.* »

Autre point sur lequel la plupart des guérisseurs aiment mettre l'accent : jamais ils n'établissent de diagnostic. Un champ de compétence qu'ils mettent un point d'honneur à réserver au médecin. « *Si je ressens une perturbation, je la signale au patient et lui conseille systématiquement d'aller consulter un médecin pour effectuer des examens* », garantit Jean-Jacques Boucharlat. On retrouve ce même discours de prudence chez Bernard Devingt, René Blanc, Dominique Mounié, Élisabeth Messina et Jean-Luc Bartoli. Tous précisent également qu'ils ne se permettent jamais de conseiller à leurs patients d'interrompre un traitement en cours ou de s'opposer à une intervention chirurgicale. « *C'est à cela qu'on reconnaît un charlatan !* », précise Bernard Devingt.

En d'autres termes, aucun guérisseur intègre ne s'avise à empiéter sur le terrain du médecin. Ils savent, au contraire, parfaitement que leur intervention consiste à compléter les thérapeutiques reconnues, pas à les remplacer. « *Le magnétisme ne doit en aucun cas se substituer à la médecine conventionnelle. L'action du guérisseur, comme toutes les médecines douces d'ailleurs, doit être vue comme une médecine complémentaire* », précise Élisabeth Messina.

Comme le souligne le Dr Thierry Janssen, « *ces deux mondes peuvent s'enrichir mutuellement. Mais celui qui en bénéficiera le plus*, reconnaît-il, *est sans doute celui de la médecine scientifique car elle est devenue très pauvre au niveau relationnel et humain. Tandis que la médecine énergétique n'a pas besoin de technologie, et s'en sort très bien ainsi. Toutefois, ce serait une illusion de penser que l'acte de guérison traditionnel peut solutionner tous les problèmes auxquels l'être humain est confronté. Heureusement qu'il existe aussi des approches plus mécanistes, plus matérielles. Mais ce qui est formidable, c'est que plusieurs exemples démontrent déjà que les guérisseurs sont capables de conseiller de consulter un médecin et de faire équipe avec.* »

Jean-Luc Bartoli évoque une histoire[1] illustrant parfaitement l'intérêt d'une collaboration entre la médecine conventionnelle et les guérisseurs : une vieille dame prend un jour rendez-vous chez le magnétiseur de Saint-Brieuc pour avoir simplement « *plus d'énergie* ». Elle lui explique qu'elle n'a aucun symptôme particulier, qu'elle est très dynamique et débordante de vie mais qu'elle a juste peur de vieillir. Le magnétiseur l'écoute attentivement puis s'approche d'elle pour la ressentir énergétiquement. Immédiatement, il perçoit une grosse perturbation au niveau cardiaque. Il n'ose pas l'affoler, mais ne rien lui dire serait de la non-assistance à personne en danger. « *Il n'est pas question de vous faire une séance aujourd'hui,* dit-il, *par contre, je vais vous demander de prendre rapidement contact avec un cardiologue. Mes mains, mon corps, mon esprit ressentent à cet endroit quelque chose qui n'est pas fluide, qui ne circule pas bien. Il faut absolument, et sans tarder, consulter quelqu'un. – Je ne connais pas de cardiologue,* lui répond-elle, désemparée. – *En sortant d'ici, juste à trois cents mètres, vous trouverez un cabinet de cardiologie. Adressez-vous à la secrétaire, dites que vous venez de ma part et que vous voulez un rendez-vous en urgence."* » La vieille dame est reçue par un cardiologue l'après-midi même. Après une échographie Doppler, le médecin décèle une importante fuite de la valve mitrale et un rétrécissement sur le

1. Jean-Luc Bartoli, Françoise Perriot, *Se guérir entre les mains d'un magnétiseur, op. cit.*

ventricule gauche. Sans attendre, il lui fixe un rendez-vous avec un chirurgien qu'elle rencontrera, quelques jours plus tard, pour effectuer au plus vite une intervention. En unissant leurs compétences, le guérisseur et le cardiologue éviteront à cette dame l'irréparable.

Les collaborations entre guérisseurs et médecins existent-elles dans l'autre sens ? Le corps médical est-il capable d'admettre une part d'irrationnel dans son processus de guérison en leur demandant d'intervenir sur des patients ?

## Les barreurs de feu sollicités par des médecins

Au début de sa carrière, il y a vingt ans, le Dr Danielle Tavernier, responsable du service des urgences dans un hôpital du Léman, n'accordait aucun crédit à la pratique du guérisseur. Une chute dans un ravin ébranlera ses certitudes. En lui portant secours, un pompier s'est arraché la peau des mains sur les rochers. René Blanc est alors intervenu par téléphone pour aider à la cicatrisation. « *En deux jours, c'était guéri* », se souvient-elle. Par ce concours de circonstances, elle découvre alors que les pompiers, mais aussi le personnel de son propre service font régulièrement appel à des barreurs de feu, à son insu. Elle observe ses patients et constate les résultats. « *Je peux vous dire qu'on voit tout de suite la différence entre une personne qui s'est fait barrer le feu ou non !* » concède-t-elle. Hasard, effet placebo, aujourd'hui, le Dr Tavernier n'y croit plus. « *Le résultat est particulièrement spectaculaire chez les enfants. Sans les prévenir qu'on appelle un barreur de feu, ils s'arrêtent de pleurer presque instantanément. Un antalgique met quinze à vingt minutes pour agir, et une seconde dose est parfois nécessaire. Avec le barreur de feu, ça prend trente secondes ! De plus, une brûlure traitée avec l'aide d'un barreur de feu évolue nettement mieux. Au lieu qu'une phlyctène apparaisse, la peau sèche et met trois fois moins de temps à cicatriser,* assure le Dr Tavernier. *Cela va totalement à l'encontre de ce qu'on a appris à l'École de médecine mais il faut bien admettre qu'il se passe quelque chose ! Il faut le voir pour le croire. Je ne l'explique pas, je l'accepte dans l'intérêt des patients. D'ailleurs, en Haute-Savoie, tous les hôpitaux font appel à des barreurs de feu qui interviennent gracieusement, spontanément, pour des brûlures suite à un accident ou pour atténuer les effets secondaires de la radiothérapie.* » C'est le cas de René Blanc. Nuit et jour, le téléphone sonne chez ce bienveillant Savoyard. « *Entre vingt et cinquante coups de fil par jour !* » précise-t-il. Des particuliers, mais aussi « *des hôpitaux de la France entière* » qui, s'ils sont incapables d'expliquer l'action du barreur de feu, sont obligés, comme le Dr Tavernier, d'en reconnaître les résultats « miraculeux » sur leurs patients.

Le neurologue David Servan-Schreiber avait lui aussi, jusqu'à la fin de sa vie, cette ouverture d'esprit sur les pratiques thérapeutiques alternatives. « *Finalement, le contrat que chacun a avec son médecin, c'est quoi ?* s'interrogeait-il. *C'est bien d'attendre de lui qu'il recommande à ses patients des solutions pour qu'ils aillent mieux. Dans ce contrat, il n'est stipulé nulle part que le médecin doit savoir comment ça marche ! Il doit juste être sûr que cela leur fera plus de bien que de mal. Si barrer le feu, ça marche, si une séance chez un magnétiseur, ça marche aussi, et qu'en plus on ne constate aucun effet secondaire, c'est la meilleure médecine possible. C'est la médecine la plus rationnelle. Je ne sais pas si elle est scientifique. Elle est en tout cas la plus intelligente, la plus logique, celle que tout le monde attend de son médecin*[1] *!* »

Artas, 7 janvier 2011, dans l'Isère. Alice, 72 ans, est brûlée au troisième degré, de la tête aux pieds. Sa chaudière a explosé. Elle est transportée d'urgence en hélicoptère au service des grands brûlés d'un hôpital de Lyon, et mise immédiatement sous coma thérapeutique. Quand sa fille apprend la nouvelle, elle se précipite sur son téléphone pour appeler René Blanc. Une prière, quelques gestes. Après trente-quatre jours de coma, Alice reprend connaissance. Elle est intubée, sa peau calcinée, mais elle ne ressent aucune douleur. Ses brûlures sont pourtant spectaculaires. « *Les médecins ont voulu m'installer une perfusion de morphine. J'ai refusé. C'était inutile, je n'en avais pas besoin !* » se souvient-elle. Le Dr Pierre Lacroix, chirurgien plasticien, brûlologue, spécialiste des greffes de peau, dans ce même hôpital, connaissait déjà René Blanc. Très intéressé par l'effet antalgique presque immédiat du « secret » et de son pouvoir de guérison précoce, constatés chez de nombreux patients faisant eux-mêmes appel à un barreur de feu, il a souhaité un jour rencontrer le guérisseur, à qui il voue aujourd'hui une admiration sans bornes.

1. *Les Guérisseurs*, film documentaire écrit par Stéphane Allix, Natacha Calestrémé et Thierry Machado, *op. cit.*

Deux hommes, deux générations différentes, deux univers éloignés l'un de l'autre, deux modes d'intervention divergents qui, très vite, se sont trouvé des affinités, engagés dans un même combat : réparer les lésions causées par le feu et apaiser les souffrances des autres, de la manière la plus efficace possible. C'est ainsi que le médecin et le barreur de feu ont, pour la première fois, uni leurs compétences pour aider Alice. D'un côté, le Dr Lacroix, au bloc opératoire de l'hôpital de Lyon, a procédé à plusieurs greffes de peau sur le visage et sur le corps de la brûlée. De l'autre, René Blanc, chez lui, à Thonon, a soulagé à distance ses douleurs et lui a permis de cicatriser plus rapidement. Le premier travaillant sur son corps physique, le second sur un autre aspect de sa personne. Là encore, les résultats sont frappants. Dans le cas de sa patiente, le Dr Pierre Lacroix est formel : « *Madame Alice J. a très bien supporté les greffes et n'a pas souffert. Jamais elle n'a eu besoin d'antalgique, et malgré son âge, elle a cicatrisé de façon remarquable. J'affirme que ma collaboration avec René Blanc a été très salutaire pour ma patiente.* » Aujourd'hui, un an après ce terrible accident, Alice témoigne : « *Je n'ai jamais ressenti aucune douleur. Et ma peau s'est très bien remise. Tous les médecins me disent que j'ai cicatrisé plus vite que quiconque. Je dois tout à René Blanc et au Dr Lacroix. Le mot merci n'est pas assez fort ! Je leur serai reconnaissante toute ma vie.* »

Des médecins qui collaborent avec des barreurs de feu, et qui, en plus, acceptent de reconnaître leurs compétences ! Est-ce la médecine de demain ?

Les docteurs Danielle Tavernier et Pierre Lacroix sont-ils des exceptions dans leur corporation ? Ou peut-on vraiment parler d'une collaboration croissante entre médecins et guérisseurs ? « *On observe petit à petit une augmentation de ce type de collaboration,* assure l'anthropologue médical Jean-Dominique Michel. *Aujourd'hui, les médecins ont davantage conscience de leurs limites, ils sont plus humbles, plus lucides, et sont en train de revenir sur cette prétention de toute-puissance pour aller progressivement vers une autre représentation de leur fonction, où tout ce qui est utile au bien-être de leurs patients est le bienvenu, même si certaines pratiques n'ont aucune modélisation scientifique.* »

« *La plupart des scientifiques font partie d'un courant dominant, leurs façons de penser académiques ont vingt ou même cinquante ans de retard. Mais je pense que les médecins sont de plus en plus ouverts aux thérapies énergétiques car ils recherchent de nouvelles voies,* affirme la journaliste Lynne Mc Taggart. *Ils ont fait de très longues études et beaucoup d'efforts pour pouvoir soigner les gens. Mais les outils dont ils disposent, en particulier les médicaments, à part les antibiotiques, ne sont pas si efficaces*[1]. »

## Présence discrète des guérisseurs dans les hôpitaux français

Les barreurs de feu ne sont pas les seuls à collaborer avec les services hospitaliers français. On constate également, de plus en plus, l'apparition de guérisseurs-magnétiseurs, appelés au chevet des patients pour « traiter » diverses pathologies par l'imposition des mains.

1. Interview INREES, magazine *Inexploré* n° 15, juillet-septembre 2012.

Calmer les douleurs, le stress, stopper une hémorragie, renforcer les défenses immunitaires ou encore aider à mieux supporter un traitement lourd, autant de soins complémentaires qui contribuent à soulager leurs souffrances. Mais cette collaboration, dans l'enceinte de l'hôpital, s'avère généralement discrète. « *La présence d'un guérisseur au sein même de l'institution est encore, le plus souvent, instiguée par le patient lui-même ou sur les conseils du personnel infirmier,* précise Jean-Dominique Michel. *Toutefois, de plus en plus de chefs de service ayant constaté l'efficacité de l'intervention du guérisseur sur des patients vont laisser faire, dans un premier temps, puis, chemin faisant, ils vont parfois eux-mêmes avoir recours à leurs services. Mais il y a encore un enjeu de territorialité très marquée, et la plupart de ceux qui acceptent d'ouvrir les portes de leur service aux guérisseurs le font un peu en douce, en tirant le rideau.* » Jean-Luc Bartoli a osé, un jour, « ruer dans les brancards » : « *J'interviens régulièrement dans les hôpitaux de Saint-Brieuc, de Saint-Malo et de Lorient. Au début, j'y allais en catimini, en rasant les murs, comme si j'étais un bandit,* explique-t-il. *Il fallait que cela cesse ! Je ne vois pas pourquoi on devrait se cacher pour aller rendre service à quelqu'un ! Alors maintenant, je demande systématiquement l'assentiment du chef de service. En France, là où on a pourtant la meilleure médecine du monde, c'est encore officiellement interdit. Aux États-Unis, dans les hôpitaux, lors d'une opération, il y a l'anesthésiste, les chirurgiens, les infirmiers, mais aussi un magnétiseur qu'on appelle là-bas "énergéticien", pour soutenir le patient qui se fait opérer.* »

## Aux États-Unis, des guérisseurs intégrés à l'équipe hospitalière

Outre-Atlantique, certains hôpitaux sont, en effet, plus ouverts aux thérapies énergétiques au point de les intégrer aux opérations chirurgicales et aux traitements médicaux.

Patricia Reilly est guérisseuse énergétique à l'hôpital universitaire de Brigham and Women de Boston. Un établissement au sommet de la technologie, qui a déjà compté parmi ses chercheurs plusieurs prix Nobel de médecine. Dans cet hôpital réputé internationalement, les guérisseurs travaillent en étroite collaboration avec les médecins. « *Nous sommes là pour mettre en état de relaxation les patients avant une opération*, explique Patricia Reilly. *Ils sont plus détendus, plus sereins.* » Comme tout le personnel médical, la guérisseuse est également présente dans la salle d'opération. « *Un rôle privilégié* », dit-elle. En sa présence, tous les membres de l'équipe se sentent plus confiants. Ils savent, en outre, que le patient est bien préparé et que l'intervention chirurgicale se déroulera dans des conditions optimales. Son travail se poursuit également après l'opération. « *L'objectif*, explique-t-elle, *est de rééquilibrer les énergies du patient pour qu'il puise, dans ses propres ressources, les outils de sa guérison, qu'il se sente fort. Là où il y a eu une incision, l'énergie reste bloquée au lieu de circuler dans l'ensemble du corps. Selon la médecine chinoise, l'énergie coincée provoque des douleurs. Donc, plus j'aide l'énergie à circuler, moins il souffrira. Je vais également sceller son aura, car au niveau de l'incision, l'énergie s'échappe. C'est comme une fuite que je colmate.* »

Le Dr Lawrence Cohn est un des chirurgiens cardiaques les plus renommés des États-Unis. C'est lui qui a ouvert, à l'hôpital de Boston, son bloc opératoire au travail énergétique. Pour lui, la présence d'une guérisseuse est « *un plus* ». « *Je n'ai aucune idée de comment ça marche, mais mes patients sont mieux préparés, ils se sentent mieux, et toute l'équipe qui m'assiste est plus détendue aussi. C'est tout ce qui m'importe*[1] *!* »

Et en Europe ? Quel regard porte-t-on sur les guérisseurs ?

## Les guérisseurs chez nos voisins

Au Royaume-Uni, depuis le XVII$^{e}$ siècle et le roi d'Angleterre Jacques I$^{er}$, en vertu du droit coutumier, tout citoyen est libre de délivrer des soins, à condition que le malade ait donné son « consentement informé ». Les guérisseurs ne sont soumis à aucun statut, ni aucun ordre spécifique. Et les médecins reconnaissent l'idée d'une possibilité de guérison par les énergies. Angie Buxton-King, guérisseuse, maître en reiki et directrice de la Guilde des guérisseurs professionnels, a été employée pendant douze ans par le Centre hospitalier universitaire de Londres pour aider les personnes atteintes du cancer à mieux supporter leurs traitements. Aujourd'hui, avec son association The Sam Buxton Sunflower Healing Trust, Angie Buxton-King forme de nouveaux thérapeutes, dialogue avec les médecins pour une meilleure collaboration, et lève des fonds pour financer des postes de guérisseurs dans différents centres hospitaliers à Londres, Cambridge, Epping, Kent…

1. *Les Guérisseurs*, film documentaire écrit par Stéphane Allix, Natacha Calestrémé et Thierry Machado, *op. cit*

En Espagne, les infractions d'exercice illégal de la médecine n'existent pas. Il s'agit seulement d'infraction « d'intrusion » dans une profession qui n'est pas uniquement destinée aux métiers de la santé. Depuis 1989, même si aucun texte officiel ne reconnaît leur existence, le Tribunal Suprême espagnol relaxe systématiquement les guérisseurs qui seraient accusés de marcher sur les plates-bandes d'un médecin, considérant que ces pratiques sortent du champ médical car elles ne sont pas enseignées en faculté de médecine.

En Allemagne, les *Heilpraktikers* – praticiens de santé – n'ont jamais été considérés comme concurrents des médecins. Il existe même une loi, depuis 1939, qui définit leur statut et consacre le droit, pour celui qui n'a pas le titre de médecin, de dispenser des soins à la seule condition, comme au Royaume-Uni, d'y avoir été autorisé par le patient. La législation stipule toutefois que certains actes doivent être réservés aux seuls médecins, comme la prescription de médicaments sur ordonnance, la pratique des vaccinations, les accouchements, les soins dentaires et le traitement des maladies vénériennes et épidémiques. Dans une clinique à Essen, une ville située dans le centre de la région de la Ruhr, le corps et l'esprit sont traités comme un tout indivisible. L'accent est mis non pas sur la maladie, mais sur le patient et ses ressources intérieures. La médecine classique y est complétée par des traitements de naturopathie et des méthodes énergétiques inspirées de ce qu'on appelle là-bas la médecine « corps-esprit ». Un concept unique en Europe.

La Suisse est un cas spécial, chaque canton étant maître de sa réglementation médicale. Toutefois, dans tout le pays, les thérapies alternatives sont de plus en plus plébiscitées. D'ailleurs, depuis 2009, suite à un référendum national où deux tiers de la population se sont exprimés en faveur de l'intégration des médecines complémentaires dans le système de soins officiel suisse, le ministère de la Santé a approuvé le remboursement des cinq médecines alternatives les plus populaires : l'homéopathie, la phytothérapie, la médecine traditionnelle chinoise, la thérapie neurale et la médecine anthroposophique – dont les guérisseurs font partie. « *Il faut savoir que spontanément 85 à 90 % des gens atteints d'une maladie expérimentent d'autres types de médecines,* assure le Dr Clare Guillemin, directrice du service de radio-oncologie à la clinique de La Source, à Lausanne. *C'est très bien accepté ici !* » Si une majorité de médecins restent encore assez sceptiques vis-à-vis des guérisseurs, la plupart des hôpitaux – infirmiers et aides-soignants particulièrement – font appel à des barreurs de feu.

Le 29 mai 1997, le Parlement européen a voté une résolution en faveur de la reconnaissance des médecines non conventionnelles par tous les pays membres de l'Union européenne. S'il n'a juridiquement aucune force contraignante sur les États de la Communauté européenne, ce texte a néanmoins permis de mettre en évidence une volonté de reconnaissance de la liberté en matière de choix thérapeutiques pour tous les citoyens européens. Les disciplines reconnues sont : la chiropractie, l'homéopathie, la médecine anthroposophique énergétique – à laquelle les guérisseurs sont assimilés –, la médecine traditionnelle chinoise, le shiatsu, la naturopathie, l'ostéopathie ou encore la phytothérapie. « *Néanmoins, beaucoup reste à faire en France et dans certains pays d'Europe, en retard sur l'évolution de notre société, où on enferme le consommateur dans un schéma de soins bien précis. Alors qu'il faudrait au contraire que toutes les médecines se complètent harmonieusement dans l'intérêt du patient*[1] », concède Maître Isabelle Robard, docteur en droit et avocate, spécialisée en droit de la Santé.

## L'exception française

Pourquoi la France n'est-elle pas aussi ouverte à ces pratiques énergétiques ? Pourquoi les guérisseurs travaillent encore souvent dans l'ombre et peuvent parfois se retrouver devant les tribunaux à la suite, non pas de plaintes de patients, mais d'actions menées par la Sécurité sociale ou une poignée de médecins ?

« *Il y a malheureusement encore beaucoup de réticence chez les médecins français,* répond le réalisateur Jean-Yves Bilien. *Il y a toujours ceux qui campent sur leurs positions en continuant de défendre à tout prix leur pré carré. Mais il y a aussi ceux qui ont peur de l'inconnu, peur de mal faire, peur de s'ouvrir sur des choses qu'on n'explique pas encore et qui n'ont jamais eu à faire de près ou de loin à un guérisseur. Et puis, il y a ceux qui ont la curiosité de s'ouvrir sur ces traitements thérapeutiques par l'énergie mais qui n'osent pas en parler car ils sont sous le joug du Conseil de l'Ordre, une vieille institution qui, en France, reste encore très puissante et conservatrice. Heureusement,* ajoute Jean-Yves

1. Isabelle Robard, *Médecines non conventionnelles et droit*, Paris, Litec, 2002.

Bilien, *on s'aperçoit que toutes les coutures de ce système monopolistique que le Conseil de l'Ordre protège sont en train de craquer. C'est en allant contre la désuétude de cette institution, et en fonçant bille en tête, que les médecins désireux de vouloir travailler avec des guérisseurs vont pouvoir ensemble imposer ce type de collaboration qui, je le souhaite, entrera bientôt dans les mœurs, comme c'est déjà le cas aux États-Unis ou en Angleterre.* »

Dans le film de Jean-Yves Bilien *Les Guérisseurs, la foi, la science !*, le Dr Alain Perreve-Genet, cardiologue à Paris, connu pour collaborer avec des magnétiseurs déclare : « *Le rationnel a du bon mais vouloir à tout prix expliquer comment marche le magnétisme pour qu'il soit reconnu et légitimisé est destructeur ! Un jour, le Conseil de l'Ordre m'a interrogé, je leur ai dit : "Qu'est-ce qui vous intéresse ? Que les patients aillent mieux ou le pouvoir médical ?"* » Puis il ajoute : « *Parce que je n'ai pas honte de mes échecs et suis conscient de l'immense gouffre que mes questions ne parviennent pas à remplir, je continuerai de travailler avec tous ceux qui ont reçu des dons exceptionnels et inexplicables et qui n'ont qu'un but dans leur vie : faire le bien autour d'eux*[1]. »

## Collaborer main dans la main

Faire évoluer la médecine moderne, élargir le champ, devenir plus performant, ce n'est pas uniquement créer des appareils de pointe et innover en matière de pharmacopée, c'est aussi s'ouvrir sur d'autres thérapies

1. Jean-Luc Bartoli, Françoise Perriot, *Se guérir entre les mains d'un magnétiseur*, *op. cit.*

existantes, accepter de se reconnaître mutuellement, et coopérer en bonne intelligence. Sans renier d'un côté ce qui est déjà établi, et de l'autre, dénigrer ce que l'on ne parvient pas encore à expliquer. En France, certains médecins l'ont bien compris.

Comme le Dr Christine Hochard, généraliste installée à Plouharnel, en Bretagne. Depuis trois ans, elle n'hésite plus à envoyer régulièrement ses patients, ses parents aussi, chez des magnétiseurs compétents de la région. Et à en parler. « *Certaines personnes atteintes de maladies graves sont des patients fragiles, qui sont des proies faciles pour des charlatans et des beaux parleurs qui chercheraient à faire du profit. Je pense que les pires et les plus dangereux sont ceux qui prétendent avoir des recettes miracles et qui encouragent des patients à arrêter des traitements classiques. C'est la raison pour laquelle j'en parle librement avec eux, car je préfère leur recommander des guérisseurs en qui j'ai vraiment confiance, avec qui je peux avoir un échange constructif sur leur état de santé, comme avec un confrère. Je propose à mes patients cette alternative quand je suis confrontée à certaines pathologies pour lesquelles l'allopathie ne peut rien faire. Également pour celles où je me sens impuissante, c'est-à-dire les cas compliqués que la médecine que j'ai apprise ne comprend pas bien alors qu'on a pourtant fait le tour de la question avec des examens, des bilans sanguins. En Bretagne, ce n'est pas tabou d'aller consulter un guérisseur. Il faut accepter que la médecine conventionnelle, aussi efficace soit-elle, n'ait pas réponse à tout. Je suis convaincue que ce n'est pas la seule voie pour soigner les gens. En tant que médecin, mon rôle est de soulager mes patients de leurs maux, et tant que cela ne met pas leur santé en danger, peu importe la façon de le faire. Peu importe quelle médecine les soulage. Aucune ne détient à elle seule "la" vérité. C'est pourquoi il est si important que toutes les médecines marchent ensemble, main dans la main, pour le bien de nos patients.* »

## Un colloque annuel pour promouvoir les médecines douces

Élisabeth Messina a souhaité apporter sa « *pierre à l'édifice* », en créant il y a trois ans, l'association APSAMED pour promouvoir les médecines douces, et inviter la communauté scientifique à s'ouvrir en provoquant la rencontre entre ces deux univers qui se connaissent mal. Chaque année, un grand colloque est organisé en région PACA, réunissant plus de sept cents personnes parmi lesquels des thérapeutes en médecine complémentaire – magnétisme mais aussi homéopathie, acupuncture, phytothérapie, PNL, hypnose ericksonienne... – et des spécialistes en médecine conventionnelle – généralistes, cancérologues, chercheurs, chirurgiens – dont certains témoignent déjà de l'intérêt de ces traitements dans la prise en charge de leurs patients. « *La collaboration de toutes ces médecines, c'est l'avenir !* », assure-t-elle, enthousiaste. Plusieurs thérapeutes bénévoles, membres de l'association, proposent déjà leurs services dans trois hôpitaux, à Marseille et à Allauch. Et un cabinet itinérant, aménagé dans un bus offert par les marins pompiers de la cité phocéenne, sillonne depuis peu la région pour dispenser des soins gratuits en médecines douces.

## Des médecins qui deviennent guérisseurs

Lassé de n'être qu'« *un technicien du corps et un prescripteur de médicaments* », le Dr Thierry Janssen s'est lui-même initié aux pratiques du guérisseur après avoir, dit-il, écouté « *sa petite voix intérieure* ». Un soir d'avril 1999, il entre dans une librairie parisienne et « tombe » sur un livre, *Le Pouvoir bénéfique des mains* de l'ex-physicienne de la NASA, Barbara Ann Brennan. En lisant la quatrième de couverture, il sent un courant électrique lui parcourir le corps, une sensation déjà vécue lors des rencontres importantes de sa vie. Il l'achète, le dévore en deux jours. Les concepts qui y sont abordés lui rappellent quelques lectures ésotériques de son adolescence, mais les explications restent proches de sa culture scientifique. Ce qui lui paraissait irrationnel, lui semble, tout à coup, « *acceptable, raisonnable* ». Quelques semaines plus tard, il rencontre « par hasard » une femme qui lui prédit qu'il soignera avec ses mains, et qui lui parle de l'École Barbara Ann Brennan, dont il ignorait l'existence. Cette discussion résonnera en lui, et c'est ainsi qu'il décidera d'aller y suivre une formation. « *Quatre années plus difficiles que les études de médecine,* concède-t-il, *car il ne s'agissait pas seulement d'acquérir un savoir et une compétence. Il fallait, en plus, transformer sa qualité d'être et apprendre à être présent à soi-même, au monde et aux autres.* » Aujourd'hui, Thierry Janssen, chirurgien devenu psychothérapeute, fait partie de ceux qui prônent cette médecine « corps-esprit », dite « intégrative » : « *La médecine allopathique est nécessaire pour traiter 10 à 20 % des problèmes de santé,* assure-t-il. *Pour les 80-90 % restants, lorsqu'il n'y a pas d'urgence ou de nécessité de mettre en place des mesures agissant rapidement, on dispose alors de temps pour expérimenter d'autres méthodes, des traitements souvent moins chers, moins dangereux, et finalement plus efficaces car ils agissent de concert avec les mécanismes de guérison du corps au lieu de les affaiblir.* »

Pour le Dr Clare Guillemin, « *certains médecins ne sont que des prescripteurs, mais bon nombre d'entre eux sont des guérisseurs qui s'ignorent et qui ont choisi cette voie par instinct.* » Elle aussi s'intéresse depuis plus de dix ans au travail des guérisseurs, au point d'en avoir acquis les compétences. « *Pour moi, le vrai scientifique ne doit pas rester coincé dans un schéma*, s'accorde-t-elle à dire. *Il doit être curieux et s'ouvrir à d'autres approches. Comprendre, apprendre, expérimenter comment marche la guérison dans la médecine de l'Amazonie, celle des aborigènes, des Maoris, dans le vaudou, la médecine sibérienne, la médecine des plantes, et bien d'autres thérapies encore. Toutes ces pratiques méritent que l'on s'y intéresse. J'ai aussi exploré les états modifiés de conscience. C'est assez facile, somme toute, et cela me permet aujourd'hui d'accéder à une sorte de banque de données invisible qui me livre de nombreuses informations sur mes patients mais aussi sur les directions que je dois prendre pour eux. J'ai une curiosité absolument insatiable de tous ces phénomènes qui peuvent aider l'être humain, moi inclus, à avancer.* »

Ce parcours hors du commun, c'est à ses patients qu'elle le doit. « *Je les ai écoutés, ils m'ont beaucoup appris. Quand ils m'ont confié faire appel à des guérisseurs, j'ai voulu en savoir plus. Au fil de mes observations, j'ai pu constater que grâce aux pratiques énergétiques les traitements contre le cancer passaient beaucoup mieux, que les effets secondaires étaient minimisés, et les personnes plus détendues. Ce qui est intéressant, c'est que les guérisseurs n'agissent pas sur les mêmes "étages" de la personne que les médecins. Il y a la personne physique, mais aussi beaucoup d'autres choses : la pensée, les croyances, l'histoire familiale, les expériences individuelles… C'est sur tous ces niveaux que travaillent les guérisseurs. Bien sûr, on ne guérit pas une maladie comme le cancer avec des petites graines, du jus de carotte rouge et trois passes magnétiques ! Récemment, une patiente avec un cancer du sein m'a annoncé qu'elle refusait tout traitement, qu'elle préférait se faire soigner uniquement à l'aide de thérapies énergétiques. Je lui ai répondu que c'était comme si elle essayait de faire fondre un caillou avec de l'acide, et qu'il serait plus rapide de l'enlever. Le choix des thérapies est une question de bon sens. L'efficacité des traitements médicaux est prouvée, et pour moi, ils demeurent indispensables. En revanche, la radiothérapie ou la chimiothérapie, associées au travail du guérisseur, donnent clairement de meilleurs résultats. C'est un vrai plus en oncologie.* »

Aujourd'hui, selon les circonstances, Clare Guillemin peut « *utiliser la médecine pure et dure* », « *poser ses mains sur les patients* », se « *servir du secret* » et « *souffler le froid* ». « *Un jour, un patient m'a fait l'honneur de me donner le secret, en me disant qu'il savait que j'en ferais bon usage. Mais les formules religieuses qui m'ont été transmises ne me parlaient pas,* avoue-t-elle. *Alors, maintenant, quand je coupe le feu d'une brûlure après une séance de radiothérapie, j'imagine des glaçons ou des ventilateurs, et cela fonctionne très bien. L'efficacité de la force-pensée et de l'intention est la même !* »

Le Dr Guillemin rêve de créer un centre de soins pour le cancer, les addictions, les maladies orphelines et les fibromyalgies[1], qui rassemblerait médecins conventionnels, guérisseurs et autres « *énergéticiens* » car, martèle-t-elle, « *cette réconciliation va dans l'intérêt des patients* ». Elle espère voir ce projet aboutir d'ici à un ou deux ans. Ses difficultés ? « *Trouver des médecins, des guérisseurs, des thérapeutes avec la même échelle de valeurs, pour réussir à se comprendre. Car on ne parle pas tous le même langage. Si on veut communiquer, encore faut-il se mettre d'accord sur un langage commun : qu'est-ce que les uns et les autres entendent par cancer, par exemple ? Ça veut dire s'asseoir autour d'une table et discuter pour arriver à un consensus. Pour l'instant, les confrères prêts à se lancer dans ce genre d'aventure ne sont pas légion. L'heure n'est peut-être pas encore au rassemblement. Mais on est dans une période d'ouverture. Je pars du présupposé que quand le moment sera venu, que les choses mûriront, nous pourrons travailler tous ensemble. C'est cela, la médecine de demain.* »

Une chose est sûre, la communauté médicale est en plein mouvement. Les mentalités évoluent, et ces deux mondes ne s'ignorent plus. Le changement est là, palpable. Frémissant. Serions-nous en train d'assister à la naissance d'une médecine innovante, « intégrative », qui réunifie le corps et l'esprit en faisant officiellement appel à des pratiques alternatives, en complément de la médecine conventionnelle ?

1. Syndrome caractérisé par des douleurs diffuses dans tout le corps, souvent associées à une grande fatigue et à des troubles du sommeil.

« *On est à la croisée des chemins,* répond Jean-Dominique Michel. *La médecine est en train de changer progressivement de paradigme. De plus en plus de médecins vont s'associer avec les médecines douces et travailler ensemble pour le bien-être du patient qui souhaite redevenir maître de sa santé et de son destin quand il a longtemps été l'objet passif des soins médicaux.* »

## Une médecine moins iatrogène[1], plus respectueuse de l'être humain

Intégrer ces thérapies énergétiques à notre système de santé n'est-elle pas une demande de la population, car elles seraient ressenties comme des pratiques médicales plus respectueuses de l'individu ?

En effet, si la médecine scientifique et technologique du XX<sup>e</sup> siècle est encore unanimement considérée comme la plus efficace, quelques fissures sont récemment venues fragiliser l'édifice, comme les effets secondaires dangereux de certains médicaments et la publication par l'Agence française de sécurité sanitaire des produits de santé (AFSSAPS) d'une longue liste de médicaments sous surveillance.

Aujourd'hui, en France, 60 à 80 % de la population s'adressent déjà pour ses besoins de santé, physique et psychique, à d'autres pratiques de soins que la médecine conventionnelle. Les thérapies énergétiques comme l'homéopathie, l'acupuncture ou le magnétisme

1. Se dit d'un trouble, d'une maladie, provoqués par un acte médical ou par les médicaments, même en l'absence d'erreur du médecin.

font largement partie des alternatives préférées des Français. « *Cela prouve peut-être que la médecine allopathique ne répond pas à toutes les attentes des malades,* concède le Dr Christine Hochard. *Cela révèle aussi que de plus en plus de patients souhaitent moins de toxicité pour leur corps, donc moins d'ingestion de produits chimiques.* »

Ce respect de soi, cette volonté de « dépollution intérieure » coïncide avec l'émergence d'une conscience écologique. Vivre plus en harmonie avec la nature, veiller à préserver son environnement pour ne pas se détruire soi-même, manger sainement, se soigner plus naturellement font partie des tendances actuelles de la population. Au même titre que l'agriculture biologique devient une alternative à l'agriculture intensive, responsable de graves pollutions des sols, le manifeste ACECOMED (Act for Ecological Medecine, un collectif au soutien des médecins écologiques) appelle à prendre des mesures pour qu'en termes d'écologie la médecine soit repensée, se réhumanise, en laissant émerger des pratiques médicales plus respectueuses du Vivant. « *La médecine est certainement un secteur privilégié pour mettre en place d'autres façons de penser l'être humain, sa relation avec lui-même et son rapport à l'environnement,* déclare Thierry Janssen. *Dans ce sens, l'émergence des médecines alternatives et complémentaires permet de poser de nouvelles questions et donc d'apporter de nouvelles réponses. Sans nier le besoin de médicaments et de technologies, un système médical "intégré" laisse espérer une diminution du recours aux remèdes extérieurs au profit de méthodes capables de mobiliser les défenses naturelles de l'organisme. À terme, cette évolution pourrait contribuer à freiner l'escalade du système de production et de consommation et, par la même occasion, aider à sortir du cercle vicieux de la pollution*[1]. »

Aider les patients à exploiter leurs ressources de prévention et de guérison de la maladie serait bénéfique à la fois pour la santé de tous et pour notre environnement. Toutefois, « *une analyse réaliste de la situation oblige également à tenir compte du mouvement de balancier qui est en train de se produire entre l'Orient et l'Occident*, déclare Thierry Janssen. *En effet, si dans les pays occidentaux les limites du système médical en place sont de mieux en mieux conscientisées, ce n'est pas le cas dans d'autres régions du monde où la modernité occidentale commence à peine à être expérimentée. C'est ainsi qu'aux États-Unis, au Canada et en Europe, des voix s'élèvent pour dénoncer les illusions d'une médecine exclusivement fondée sur la consommation de médicaments et de technologies. Alors que pendant ce temps, en Inde ou en Chine, l'importance du potentiel d'autoguérison et les principes de prévention véhiculés par la médecine holistique ancestrale sont oubliés pour vivre pleinement les fantasmes matérialistes de l'Occident moderne. Le phénomène est paradoxal, mais inévitable. Espérons qu'au final la communauté médicale internationale tirera le meilleur des deux approches – orientale et occidentale, traditionnelle et moderne – et, entre les deux extrêmes de ce mouvement de balancier, inventera une médecine où le malade aura le dernier mot.* » Une médecine intégrative qui réunira les technologies de pointe et les savoirs ancestraux, réunifiera le corps et l'esprit en considérant l'être humain dans sa globalité, et incitera à un meilleur usage du potentiel interne de l'individu.

1. Thierry Janssen, *La Solution intérieure*, *op. cit.*

Pour y parvenir, médecins conventionnels et guérisseurs devront dépasser les querelles d'école. Continuer de se découvrir mutuellement. Partager leurs expériences. S'allier. Et entamer une réflexion profonde sur les principes communs aux différentes thérapies. Pour bâtir ensemble la médecine du futur. Ce travail a déjà commencé.

# Quelques conseils à avoir à l'esprit pour choisir son magnétiseur

Le magnétisme n'est pas un acte médical : un guérisseur ne remplace jamais un médecin. Il ne pose pas de diagnostic médical, ne demande jamais d'arrêter un traitement médical en cours et ne s'oppose pas à une intervention chirurgicale.

1. Le prix d'une séance doit être raisonnable. En général il se situe entre 20 et 70 euros et il ne faut jamais payer de forfait par avance.

2. Un guérisseur doit rester humble dans sa pratique : il ne fait pas de miracle et ne se vante pas de pouvoir tout guérir. Un guérisseur doit savoir reconnaître ses propres limites pour ne pas nuire à la santé du patient : il ne guérit pas les maladies graves, comme le cancer ou les maladies dégénératives.

3. Dans tous les cas (médecine allopathique ou traditionnelle) les résultats ne sont pas systématiques, mais le guérisseur doit être en mesure de vous dire par téléphone s'il est compétent ou non sur l'affection pour laquelle vous souhaitez le solliciter.

4. Les patients ne doivent pas se déshabiller dans le cabinet d'un guérisseur (sauf éventuellement dégager un

vêtement pour permettre une petite manipulation ou montrer une zone atteinte par un zona par exemple) ni enlever ses bijoux lors d'une consultation (en dehors d'un objet – une montre – qui couvrirait la zone à soigner).

5. Des supports, tels que les grigris, ne sont pas nécessaires à la pratique du magnétisme, l'envoûtement n'a aucune place dans une consultation chez le magnétiseur.

6. Vous ne devez pas demander de soins pour des personnes non consentantes.

7. Il n'existe pas véritablement de protocole qui fixe le déroulement des soins pratiqués par le magnétiseur. Le temps d'une consultation est variable, cela dépend du cas du patient et de la pratique du magnétiseur.

8. La meilleure façon de se renseigner sur l'efficacité et le sérieux d'un guérisseur est plus le bouche à oreille que la publicité. Les pharmaciens par exemple, sont susceptibles de connaître le nom des guérisseurs dans votre région.

# Bibliographie


ALALOUF (Serge-Léon), *Les mains qui guérissent*, Paris, Robert Laffont, 1975.

BARTOLI (Jean-Luc), PERRIOT (Françoise), *Se guérir entre les mains d'un magnétiseur*, Paris, Le Courrier du Livre, 2010.

BERGHMANS (Claude) et Torres (Jean-Louis), *Santé et spiritualité : un pont thérapeutique*, Paris, InterEditions, 2012.

BOUCHARLAT (J.-J.), *Soignez-vous par la Vitaponcture*, Revoir, 2011.

BRENNAN (Barbara Ann), *Le Pouvoir bénéfique des mains*, Paris, Tchou, 1993.

GRIGORIANTZ (Alexandre), *Rencontres avec des guérisseurs remarquables*, Alphée, 2010.

JANSSEN (Thierry), *La Solution intérieure. Vers une nouvelle médecine du corps et de l'esprit*, Paris, Fayard, 2008.

JANSSEN (Thierry), *La maladie a-t-elle un sens ?*, Paris, Fayard, 2008.

LEMOINE (Patrick), *Le Mystère du placebo*, Paris, Odile Jacob, 1996.

MC TAGGART (Lynne), *La Science de l'intention*, Québec, Ariane, 2008.

Mc Taggart (Lynne), *Le Lien quantique*, Macro Éditions, 2012.

Michel (Jean-Dominique), *Chamans, guérisseurs, médiums. Au-delà de la science, le pouvoir de guérison*, Lausanne, Éditions Favre, 2011.

Noyès (Jean-Louis), *Souvenirs d'un magnétiseur*, Paris, Le Cherche Midi, 2002.

Odoul (M.), *Dis-moi où tu as mal je te dirai pourquoi*, Paris, Albin Michel, 2002.

Robard (Isabelle), *Médecines non conventionnelles et droit*, Paris, Litec, 2002.

Tassigny (Guy), *Alalouf en son mystère*, Paris, Dervy, 1959.

White (J.), *Future Science : Life Energies and the Physics of Paranormal Phenomena*, Massachusetts, Anchor Press, 1997.

# Filmographie

*Les Guérisseurs*, film écrit par Stéphane Allix, Natacha Calestrémé et Thierry Machado, réalisé par Thierry Machado pour la série documentaire Enquêtes extraordinaires, Bonne Pioche/M6, 2010. (En DVD aux éditions Montparnasse.)

*Les Guérisseurs, la foi, la science !*, documentaire écrit et réalisé par Jean-Yves Bilien, DVD, 2008.
www.jeanyvesbilien.com

*Quand l'esprit guérit le corps*, documentaire allemand réalisé par Sabine Goette, ARTE, 2011.

# Remerciements

Je tiens avant tout à remercier René Blanc, Jean-Luc Bartoli, Bernard Devingt, Jean-Jacques Boucharlat, Élisabeth Messina, Dominique Mounié et Clare Guillemin de m'avoir consacré autant de temps pour m'expliquer leurs pratiques et leur parcours personnel.

Merci à tous les témoins de m'avoir conté leur expérience avec un guérisseur.

Merci aussi aux médecins, scientifiques, experts et spécialistes d'avoir accepté de me livrer leur point de vue sur la médecine conventionnelle, la pensée médicale et le travail du guérisseur.

Je remercie également Stéphane Allix – président fondateur de l'INREES et directeur de publication du magazine *Inexploré* pour lequel je travaille – de m'avoir donné l'opportunité d'écrire ce livre et de m'avoir fait confiance.

Un grand merci aussi à Virginie Gomez, rédactrice en chef d'*Inexploré*, dont les articles et les interviews de qualité m'ont inspirée, et considérablement aidée à avancer dans mes recherches.

Enfin, merci à Françoise et Jean-Charles pour leur travail de relecture, leur disponibilité et leurs conseils avisés.

# Table

# Pour aller plus loin...

**Stéphane Allix est le fondateur de l'INREES,** l'Institut de Recherche sur les Expériences Extraordinaires. L'INREES est aujourd'hui le premier et le seul organisme en France à aborder avec sérieux, et pour le grand public, ces sujets que nous qualifions d'extraordinaires, voire de *surnaturels*. En ces temps où des champs nouveaux de connaissances émergent, l'INREES offre ainsi un cadre pour parler de science et de spiritualité, des dernières recherches sur la conscience, de la vie, de la mort, et rapprocher de manière scientifique et rigoureuse le monde visible du monde invisible. Sans tabou, sans préjugé, avec rigueur et ouverture.

**Découvrez sur www.inrees.com** le plus vaste espace internet d'information rassemblant toutes les références scientifiques disponibles sur ces questions, des articles inédits, des vidéos et toute l'actu de l'extraordinaire. Parce qu'il est possible de s'intéresser à ces expériences que nous n'arrivons pas à expliquer tout en conservant les deux pieds sur terre.

L'INREES, c'est aussi des conférences régulières avec les plus grands experts mondiaux, scientifiques, médecins, *expérienceurs*, etc. Disponibles intégralement en vidéo HD pour les abonnés sur www.inrees.com

Réalisation : Nord Compo, à Villeneuve-d'Ascq

Département éditorial Art de vie

Impression : CPI Firmin Didot, à Mesnil-sur-l'Estrée
Dépot légal : avril 2013 - N° 107033 (117249)

Imprimé en France